DE LA

RUPTURE CENTRALE

DU PÉRINÉE

PAR

LE Dʳ ALBERT MORAND

ANCIEN EXTERNE DE LA CLINIQUE D'ACCOUCHEMENTS

MÉDAILLE DE BRONZE DES HÔPITAUX (1867)

❦

PARIS

TYPOGRAPHIE DE CH. MEYRUEIS

13, RUE CUJAS

—

1869

A LA MÉMOIRE DE MON PÈRE

———

A MA MÈRE

A MA GRAND'MÈRE

A MON AMI ERNEST BOURGEOIS

INTERNE DES HÔPITAUX.

A MES MAITRES :

M. LE Dʳ DEPAUL

M. LE Dʳ BÉHIER

M. LE Dʳ WOILLEZ

M. LE Dr GIRALDÈS

CHIRURGIEN DE L'HOPITAL DES ENFANTS MALADES
PROFESSEUR AGRÉGÉ DE LA FACULTÉ DE MÉDECINE DE PARIS
CHEVALIER DE LA LÉGION D'HONNEUR

M. LE Dr ISAMBERT

PROFESSEUR AGRÉGÉ DE LA FACULTÉ DE MÉDECINE DE PARIS
MÉDECIN DES HOPITAUX

M. LE Dr BAILLY

PROFESSEUR AGRÉGÉ DE LA FACULTÉ DE MÉDECINE DE PARIS

DE LA

RUPTURE CENTRALE

DU PÉRINÉE

AVANT-PROPOS

A la fin de l'année 1867, j'eus l'occasion d'observer dans le service de M. le professeur *Depaul* un cas de *rupture centrale du périnée.*

Cet accident est l'un des plus rares qu'un accoucheur puisse rencontrer, aussi m'intéressa-t-il vivement. Je recherchai alors les cas semblables que la science a enregistrés jusqu'à ce jour, et, après en avoir étudié les causes et la marche, j'ai essayé d'en tirer les conséquences qui peuvent être utiles dans la pratique.

Je commencerai par un aperçu historique de la question dans lequel les faits seront présentés suivant leur ordre chronologique, faisant cependant une exception en faveur de l'observation qui m'est personnelle et que je mettrai en tête de ce travail.

DÉFINITION

Avant de faire l'histoire de la *rupture centrale du périnée* il me paraît indispensable de bien définir ce que l'on doit entendre par *périnée*, les auteurs n'ayant pas toujours été d'accord sur ce point d'anatomie. *Velpeau* et *Malgaigne* avaient divisé le plancher pelvien en deux parties : la *région anale* d'une part; et de l'autre, le *périnée* proprement dit qui s'étendait en avant des ischions. Cette définition est purement artificielle, et j'aime mieux admettre avec *Blandin* qu'il faut comprendre sous le nom de périnée l'*ensemble de toutes les parties molles qui ferment le détroit inférieur du bassin*. Le professeur *Richet* qui adopte cette définition, divise pour plus de précision le plancher périnéal en deux parties que sépare la ligne biischiatique; ce n'est du reste qu'une façon de concilier les deux opinions.

Quoi qu'il en soit, tout en reconnaissant la justesse de cette manière de voir surtout au point de vue de l'étude de cette région difficile, je laisserai de côté cette division qui ne serait d'aucune utilité pour l'étude de la lésion qui m'occupe.

J'adopte donc pour définition du périnée : *cet espace compris entre le coccyx et l'arcade pubienne d'une part, les deux tubérosités ischiatiques d'autre part.*

Je tenais d'autant plus à entrer dans ces détails préliminaires que cette divergence d'opinions ou plutôt le défaut de termes précis dans la définition est souvent un grand embarras pour le lecteur, comme il a été un grand sujet de discussion pour beaucoup de médecins.

Pour les uns en effet, il y a *rupture centrale* toutes les fois que la lésion se montre dans un point quelconque de la région que je viens de circonscrire, tandis que les autres n'en veulent voir que dans les cas où l'accident, ayant lieu dans l'espace compris entre l'anus et la fourchette, y reste parfaitement localisé. Cette manière de voir trop mathématique ne m'a semblé qu'une façon de jouer sur le mot *central*, car il faudrait alors former une nouvelle dénomination pour les cas où la lésion s'étend beaucoup plus loin sur les côtés du sphincter anal ou vulvaire (ce qui est de beaucoup le cas le plus fréquent); et cette nouvelle division ne serait d'aucune utilité pour l'étude pathologique de cet accident. Quand on examine en effet les différentes observations qui se trouvent dans la science, au point de vue du mécanisme comme à celui du traitement, il est facile de voir que ces deux accidents ne sont que deux manières d'être de la même lésion, qu'il était inutile de subdiviser. Je crois donc qu'il faut définir cet accident :

La rupture centrale du périnée est toute solution de continuité comprenant l'épaisseur totale du plancher pelvien et sans communication directe avec l'orifice vulvaire.

OBSERVATION Iʳᵉ.

Louise Robinet, 26 ans, primipare, entre à l'hôpital des Cliniques le 9 décembre 1867. Cette femme, brune, d'une bonne constitution et d'un embonpoint modéré, présente un bassin bien conformé. Réglée à 14 ans, elle l'a toujours été huit jours par mois et d'une façon régulière.

Dans les trois premiers mois de sa grossesse, elle a eu quelques hémorrhagies sans gravité avec des nausées et des vomissements.

Elle ressent les premières douleurs le 9 décembre, à trois heures du soir. Les membranes se rompent spontanément à cinq heures.

Elle accouche à cinq heures et demie d'un garçon pesant 3,050 grammes, qui s'était présenté en première position du sommet.

La malade était arrivée à la fin du travail avec des douleurs régulières et très-fortes; la tête resta pendant quelque temps entre les cuisses, coiffée par le périnée qui faisait une saillie considérable, l'occiput dirigé en avant, et la vulve entr'ouverte le laissant apercevoir. Tout à coup, sous l'influence d'une douleur plus vive, le périnée s'ouvre et le front et la face apparaissent. Une deuxième douleur qui survient quelques minutes après achève d'agrandir l'ouverture, et la tête suivie bientôt du tronc passe par la déchirure. La sage-femme en chef réduit le cordon et opère la délivrance par la vulve.

Le périnée offre une plaie béante, infundibuliforme, longue de 6 centimètres, circonscrite par deux lèvre épaisses, irrégulières, contuses et comme mâchées ; elle est limitée en arrière par le sphincter anal qui est intact, et en avant par le pont membraneux de la fourchette.

Le doigt introduit par la vulve ressort facilement par le périnée. La vulve, étroite et régulière, n'offre aucune des lésions qu'on voit habituellement dans un premier accouchement et ressemble en un mot à la vulve d'une nullipare. L'anneau de l'hymen persiste.

11 décembre. — La plaie un peu rétrécie présente un léger enroulement des bords cutanés ; les parois de la plaie sont rapprochées mais non réunies. Dans la journée la malade a quelques frissons, un peu de chaleur et de la sensibilité dans la fosse iliaque droite : le pouls est à 96. — Cataplasme.

12 décembre. — Pouls à 112. Le ventre plat et souple est toujours douloureux à droite. La plaie blafarde, béante et humide, laisse écouler une sanie fétide ; le soir le ventre est indolore, la plaie se tuméfie et devient douloureuse. — Cataplasme.

13 décembre. — Pouls à 108 ; plaie grisâtre et sanieuse ; les tissus environnants sont plus souples, moins sensibles ; état général meilleur. — Cataplasme et lotions au vin aromatique.

15 décembre. — Même état ; les lochies coulent presque entièrement par la plaie ; quelques bourgeons charnus commencent à se montrer au milieu du tissu grisâtre qui forme la plaie ; celle-ci devient plus belle. Le soir encore un petit mouvement fébrile ; moins de sensibilité au ventre. — Pansement au vin aromatique ; une portion.

17 décembre. — La plaie devient rose ; on donne

à la malade une portion; mais dans la journée frisson qui dure une demi-heure, le pouls bat 104; la bouche est mauvaise, la langue chargée; la plaie redevient douloureuse; deux selles pour la première fois.

18 *décembre*. — Malgré le frisson de la veille la malade va bien; il n'y a plus de fièvre; la plaie continue à bourgeonner. — Une portion, vin de Bordeaux, pansement au vin aromatique.

19 *décembre*. — L'état général est excellent; la plaie se rétrécit, s'affaisse et bourgeonne; elle présente toujours une longueur de 6 centimètres sur 3 de large et commence à se réunir du côté de la commissure. Il y a peu d'appétit; une selle diarrhéique dans la journée. La bouche est mauvaise; la malade a quelques nausées et tousse un peu sans rien avoir dans la poitrine.

20 *décembre*. — Le matin même état; toujours un peu de diarrhée; la plaie est toujours belle, mais la malade se plaint du ventre et de l'estomac. — 1/4 lav. laud., vin aromatique, tilleul orangé, 2 portions et bordeaux. — Le soir le pouls est à 88, l'état général est bon quoiqu'elle ait vomi son potage dans la journée.

A partir de ce moment la plaie va toujours en se rétrécissant et en bourgeonnant, et le 26 décembre la plaie mesurée présente les caractères suivants : Un entonnoir de 3 centimètres de long et de large, percé à son fond d'un trou qui communique avec le vagin. Cet infundibulum est entouré par deux bords d'un centimètre d'épaisseur qui se renversent un peu plus du côté de la vulve et de l'anus.

L'orifice laisse passer le doigt avec peine. La plaie est rose, indolore et suppure très-peu.

Le 31 décembre elle a encore un peu de diarrhée. Lavement laudanisé.

1er *janvier* 1868. — Encore un lavement avec amidon et laudanum.

3 *janvier.* — Frisson après déjeuner; pouls à 92.

Pendant tout le mois de janvier la plaie continue à se rétrécir de plus en plus, la malade va de mieux en mieux et elle se lève le 1er février sans inconvénient pour la cicatrisation.

6 *février.* — La plaie est réduite à la largeur d'une pièce d'un franc et présente à son centre un canal étroit qui laisserait à peine passer une plume. Les bords continuent à bourgeonner et à converger vers le centre; l'état général est excellent. Exéat.

Bien que l'observation qui va suivre se rapporte à un fait tiré de la médecine vétérinaire, nous la croyons digne d'être citée pour deux raisons : d'abord parce que c'est le premier cas de ce genre que l'on rencontre dans la science, puis parce qu'il nous servira à élucider certains points d'étiologie comme nous le montrerons dans la partie de notre travail qui traite des causes de cette lésion.

OBSERVATION II.

(HARVEY, *Exercitationes de generatione animalium.*)

1651. — Il s'agit d'une jument des écuries royales d'Angleterre qu'on avait bouclée pour la soustraire aux approches du mâle. Couverte avant cette opération, cette bête parvint au terme de sa gestation, sans avoir éveillé l'attention de ses palefreniers, qui virent alors avec un grand étonnement le fœtus se frayer un passage à travers le périnée sans intéresser la vulve ni l'anus.

1700. — Il faut arriver jusqu'en 1700 pour trouver la relation d'un accident semblable dans l'espèce humaine, accident qui fait l'objet d'une thèse d'*Adrien Slevogt,* publiée, je crois, à Gênes, et que je n'ai pu découvrir.

OBSERVATION III.

(Bianchi, *De naturali in humano corpore vitiosa, morbosaque generatione.* — Turin, 1745.)

1741. — Cet auteur, à propos d'une observation de *Gracherius,* considère cette lésion comme assez commune pour la faire servir à caractériser une espèce d'accouchement contre nature qu'il désigne ainsi : *Partus ex ulcere perinæi.*

La cause qu'il assigne à cet accident était l'occlusion de l'hymen.

OBSERVATION IV.

(Sue le jeune, *Essais historiques, littéraires et critiques sur l'art des accouchements.* — 1779.)

1748. — Sue cite une thèse de *J.-B. Félice* (Venet., 1748), dans laquelle il est question d'un fœtus qui a été heureusement tiré par une rupture du périnée.

Il parle également d'un ouvrage datant du dix-septième siècle : l'*Histoire des accouchements extraordinaires* de *Thomas Bertholin;* mais cet auteur cite en effet des histoires tellement extraordinaires qu'il est difficile de lui accorder aucune confiance.

OBSERVATION V.

(POUTEAU, *Mélanges de chirurgie.*)

1760. — « La vulve ne prête quelquefois que très-difficilement. Aussi souffre-t-elle souvent division, surtout du côté de la fourchette qui en est la partie la plus faible. Il est même une fois arrivé, comme je l'ai appris de M. *Violet*, un de mes confrères, que dans un premier accouchement conduit par une sage-femme, cette ouverture n'ayant point eu le temps de se dilater par gradation comme il arrive pour les premiers, l'enfant étant poussé impétueusement par une saccade violente de la matrice, se fit une ouverture à côté le raphé qui s'étendit depuis l'anus jusqu'au milieu de la lèvre gauche de la vulve. Il passa même entièrement par cette voie extraordinaire, sans laisser d'autre accident que celui d'une plaie simple que M. *Violet*, qui fut appelé pour ce motif, conduisit à guérison avec un pansement convenable en pareil cas.

« Quoi qu'il en soit enfin de cette première cause, au moins est-il vrai qu'on aurait pu par une manœuvre habile et réfléchie, prévenir cet accident. On sait que souvent, par la raison que j'ai exposée ci-devant, la tête du fœtus est poussée du côté de l'os sacrum, et

qu'alors l'orifice de la matrice est également incliné de
ce côté, au point même qu'il est quelquefois difficile de
le distinguer ; or, il n'est pas douteux qu'en faisant :
1° tenir la femme couchée plutôt que debout ou dans
un fauteuil, on ne favorise le changement de cette position en empêchant que le fond de la matrice ne se porte
tant en avant ; 2° que l'on n'y réussisse encore mieux ; si,
dès que l'on peut introduire l'extrémité de l'index dans
cet orifice en le prenant vers le rectum, on fait en
sorte de le ramener dans le centre du vagin même,
dans le temps des douleurs, ce qui fait prendre à l'enfant le droit chemin. C'est de cette manière qu'on aurait pu dans le cas de l'observation présente s'opposer
au passage de l'enfant par la déchirure si elle a été
antérieure à ses efforts, ou l'empêcher de faire un tel
déchirement si celui-ci a été l'effet de cette mauvaise
position. C'est donc toujours avec raison que l'on doit,
ainsi que je l'ai dit, s'applaudir du changement heu-
reux qui rendra un jour la chirurgie seule dépositaire
de l'art des accouchements. »

Nous parlerons peu de ces premières observations
qu'il nous a été difficile de trouver ou qui sont trop
incomplètes pour qu'on en puisse tirer des indications
utiles ; cependant nous ne pouvions les passer sous silence, car dans un sujet aussi restreint elles n'en consti-
tuent pas moins des faits indiscutables, qui servent à
prouver que depuis longtemps beaucoup d'auteurs
avaient eu connaissance de cette lésion sans avoir eu
malheureusement l'idée de les grouper.

Les observations suivantes sont généralement mieux étudiées, quoiqu'il y manque souvent encore certains renseignements utiles qu'on aimerait à y rencontrer.

OBSERVATION VI.

(NEDEY, de Besançon, *Observation envoyée à l'Académie de chirurgie.*)

1778. — L'enfant passe à travers le périnée sans déchirer le sphincter anal ni la fourchette. Au sixième jour on remarque une plaie de 2 p. 4 l. 1/2 et découpée en plusieurs endroits, qui en avant suivait le raphé et s'étendait en arrière en formant un Y enveloppant l'anus dans ses branches.

Cet accident fut attribué à la position défavorable de la femme au moment de l'accouchement. Les douleurs se ralentissaient ; la femme ayant besoin d'aller à la selle, la sage-femme renversa une chaise de bois entre les barreaux de laquelle elle plaça un vase et fit asseoir la malade sur cette sorte de chaise percée ; et l'enfant à la deuxième douleur passa à travers le périnée.

OBSERVATION VII.

(COUTOULY, *Observations sur divers sujets d'accouchements.*)

1788. — Femme de 25 ou 26 ans, grande et maigre, ayant fait l'année précédente une fausse couche de deux jumeaux. Elle était au moment de son accouchement atteinte d'une toux violente. « Toutes mes précautions, dit *Coutouly*, furent inutiles. La partie centrale du périnée fut déchirée. La tête continuant à être poussée avec violence contre ma main, je me vis obligé de lui livrer passage à travers la déchirure et de faire par la même voie l'extraction d'un enfant à terme ainsi que du placenta qui le suivit immédiatement. Je cherchai aussitôt à m'assurer de ce qui s'était passé. Je remarquai à un pouce au-dessus de l'anus, vers le centre du périnée un trou frangé d'où partaient deux déchirures ; l'une qui suivait la direction du raphé s'était arrêtée à peu de distance de la vulve, et l'autre, qui se déviait à droite, formait une plaie qui avait à peu près la figure d'un Y. (Cet observateur ne dit pas si cet Y embrassait l'anus ou la vulve). Cicatrisation au bout de cinq semaines. »

Dans l'observation VIII, l'auteur décrit d'abord avec soin une lésion congénitale que nous connaissons bien maintenant sous le nom d'*extrophie de la vessie.*

OBSERVATION VIII.

(THIÉBAULT, *Journal de la Société de médecine,* t. XXXIV.)

1801. — *Thiébault* décrit d'abord l'affection dont cette fille était atteinte lorsqu'il l'examina en avril 1794.

Ecartement des os pubis ; présence d'une tumeur molle, rouge couverte d'un mucus glaireux et sanguinolent, percée de deux orifices distants de 18 millimètres, laissant échapper l'urine goutte à goutte et parfois par petits jets. — Au-dessous se trouvait le vagin sous la forme d'une fente transversale de six lignes d'étendue sur une de large, ce qui ressemblait à une bouche de carpe entr'ouverte.

Elle accoucha à terme le 3 août 1801. *Thiébault* la revit le 29 novembre 1802. Elle lui raconta que, dans le moment de ses plus fortes douleurs, elle avait senti la tête de l'enfant se porter vers le fondement, malgré qu'elle cherchât à la diriger vers l'ouverture du vagin en dilatant celle-ci avec ses doigts, mais qu'elle ne put y parvenir, et, que dans un effort qu'il lui fut impossible de modérer, il se fit une déchirure à la peau par où l'enfant sortit presque en même temps ; que, malgré cela, elle put extraire seule l'arrière-faix et faire la ligature du cordon.

En l'examinant, *Thiébault* vit la matrice enveloppée par le vagin comme par une gaine passant à travers et débordant d'environ 8 centimètres une ouverture arrondie de 55 millimètres de diamètre, située entre les grandes lèvres environ 5 millimètres en avant de l'anus. — « Je vis, dit-il, que la grande ouverture n'était autre que le produit de la dilacération faite au moment de l'accouchement par la sortie du fœtus et que l'ancien orifice vaginal n'y avait aucune part, car je le trouvai intact et même séparé de la nouvelle ouverture par une portion membraneuse de 8 millimètres. — La plaie était parfaitement cicatrisée dans son contour où l'on remarquait plusieurs callosités considérables. » — Le doigt introduit par cette ouverture ressortait par le vagin.

Traitement par le pessaire pour maintenir l'utérus

réduit; mais il ne put être supporté. Cette fille se maria et n'eut pas d'autre enfant.

Thiébault ajoute qu'il « faut attribuer cette dilacération du périnée à ce que le vagin, étroit d'ailleurs, était situé horizontalement et à deux ou trois lignes de la tumeur vésicale, tandis qu'il y avait une grande distance entre cet orifice et l'anus, espace vers lequel les efforts expulsifs de la matrice devaient nécessairement diriger l'enfant et son arrière-faix. »

OBSERVATION IX.

(P. JOUBERT, *Bulletin de la Société médicale d'émulation*, 1802.)

1802. — Femme de 23 ans, primipare. La position de la tête n'est pas reconnue mais c'est une des trois dernières. Le travail est très-lent. On fait une saignée. La distension du périnée est d'au moins 5 pouces. La délivrance s'opère par la plaie. Cette plaie a la forme d'un Y entourant l'anus.

Charpie imbibée de liquides émollients, puis charpie sèche avec compresses graduées et bandage en T; jambes rapprochées par un lacs; diète et lavements. Au bout de cinq semaines la cicatrisation est complète. — Une deuxième couche a lieu plus tard sans accident.

OBSERVATION X.

(THOMAS DENMAN, *Introduction à la pratique des accouchements*, t. I.)

1802. — « Dans un cas que je rencontrai dans ma pratique, je sentais un déchirement avant l'expulsion

de la tête que je guidais par le passage naturel, en sup-
pléant par la paume de la main au défaut du périnée.
Les parties externes étaient extrêmement roides et ré-
trécies et, comme je me donnais beaucoup de peine
pour les préserver, j'imputai plutôt cet accident à cette
circonstance qu'à la nécessité du cas. La femme ne se
plaignit pas beaucoup immédiatement. Le jour suivant
il survint aux parties une grande inflammation accom-
pagnée de suppression d'urine ; les lochies s'évacuèrent
par la partie déchirée, mais on ne vit pas sortir par
le vagin de matières fécales.

« Pansement simple et fomentations émollientes ; réunion au bout de six semaines. »

Un second enfant survint : « J'observai, continue
Denman, à la partie ridée de l'anus une grande cicatrice ronde, mais la femme n'éprouvait presque aucun
inconvénient, et se rétablit parfaitement. »

Les deux observations suivantes sont de *Champenois*.
On pourrait m'objecter que dans la seconde il n'y a
pas eu à proprement parler de perforation du périnée, mais cependant il m'a paru intéressant de la
rapprocher de la première à cause de la similitude d'é-
tiologie.

Dans les deux cas effectivement nous voyons une
cicatrice ancienne opposant un obstacle sérieux à la
dilatation de l'anneau vulvaire. Dans le premier cas la
perforation eut lieu, et c'est pour éviter un pareil accident chez sa seconde malade, que, effrayé de la distension énorme du périnée et de l'imminence d'une

2

rupture, *Champenois* se décida à faire un large débridement sur le raphé et évita ainsi ce qu'il redoutait.

OBSERVATION XI.

(CHAMPENOIS, *Revue médicale*, 1830, t. II.)

1811. — Cette femme avait eu dans son enfance un dépôt aux environs de la fourchette, laquelle au moment de l'accouchement ne put se relâcher. Le périnée très-étendu et aminci, s'ouvrit dans son centre, et l'enfant tout entier passa par cette ouverture qui s'étendit jusqu'au sphincter de l'anus inclusivement, accident que l'on eût pu éviter, si l'on eût incisé le périnée. La fourchette était intacte d'un bon doigt. *Champenois* proposa d'inciser ce pont; ce ne fut que quinze jours après que *Boyer* pratiqua cette incision. La malade guérit en peu de temps, mais conserva une incontinence des matières stercorales.

OBSERVATION XII.

(CHAMPENOIS, *Revue médicale*, 1830, t. II.)

Femme s'étant fait à l'âge de trois ans une brûlure aux parties de la génération qui, en se cicatrisant, avait rétréci la vulve au point qu'il ne resta à la commissure supérieure des grandes lèvres qu'une ouverture par laquelle on ne pouvait introduire que le bout du petit doigt et par où s'écoulait l'urine. Les règles, quand elles parurent, ne purent couler qu'avec difficulté.

Plus tard, comme elle devait se marier, on lui pratiqua une incision depuis l'ouverture par où s'écoulait l'urine jusqu'aux environs du périnée, une des nymphes fut même retranchée. Devenue enceinte, et, ayant des craintes sur son accouchement, car une cicatrice assez considérable s'était formée par suite de cette opération, le Dr *Reis* et *Champenois* la firent baigner et la soumirent à plusieurs fumigations par jour pour tâcher de relâcher les parties...

La tête appuya fortement sur le périnée, l'occiput se présentant à la vulve. Les douleurs étaient précipitées et fortes, le périnée s'amincissait; la vulve avait la dilatation d'une pièce de 5 francs et présentait un cercle dur, épais et calleux pouvant résister aux plus grands efforts. Dans cet état le périnée, excessivement tendu et aminci, menaçait de s'ouvrir dans son centre. — Une incision alors fut pratiquée de la longueur de 2 pouces dans la direction du raphé. La plaie était d'une petite étendue; aucun accident; la femme fut guérie en quinze jours.

« — On voit par ce fait, ajoute *Champenois*, combien trop de timidité en pareil cas serait blâmable puisqu'elle exposerait la femme aux dangers d'une déchirure dont on ne peut calculer l'étendue, accident d'autant plus funeste qu'il est presque toujours irrémédiable et que ne peut jamais produire l'incision. »

OBSERVATION XIII.

(Mursinna, *Neuse Journal für die Chirurgie, etc.*, Berlin, 1811.)
(*Bulletin de Férussac*, t. XXII.)

1811. — *Meckel* rapporte un cas de déchirure centrale du périnée sans lésion de la fourchette ni de l'anus. Cette femme, primipare, fut promptement guérie.

OBSERVATION XIV.

(Evrat, *Transactions médicales*, t. I.)

1815. — Femme de 19 ans, tempérament sanguin ; travail régulier ; quatrième position ; dilatation en cinq ou six heures, rupture de la poche régulière. Engagement sans beaucoup de peine. L'enfant passe à travers le périnée dans une grande douleur subite, malgré *Evrat* qui cherchait à s'y opposer. La plaie est irrégulière et se dirige à droite dans la direction de la branche ascendante de l'ischion, dépassant en avant la commissure, et contournant l'anus ; elle se porte en outre de droite à gauche entre l'anus et la vulve jusque près de l'ischion gauche. Le placenta sort par la plaie ; l'intestin est intact. La malade est couchée sur le côté, les cuisses rapprochées et demi-fléchies ; charpie, régime sévère ; lavements ; bientôt gonflement des bords de la plaie, empêchant l'écoulement des lochies par cette voie. Après cinq semaines cicatrisation complète.

L'observation qu'on vient de lire est devenue célèbre
par la discussion qu'elle souleva quinze ans plus tard
au sein de l'Académie de Chirurgie. C'est autour d'elle
que vinrent se grouper tous les faits que l'on put ras-
sembler à cette époque. Le scepticisme absolu de *Capuron*, à l'endroit de cette lésion, et ses dénégations
systématiques, donnèrent à cette question un retentis-
sement énorme.

Nous ne pouvons pas ici suivre en détail les débats
de cette affaire, dans laquelle *Moreau* eut à lutter contre
le mauvais vouloir de *Capuron*, qui, il faut le dire,
était fortement appuyé par *Baudelocque* et *A. Dubois*.
La discussion portait surtout sur la possibilité ou non
du passage d'un fœtus par le périnée. *Capuron*, et c'est
là ce qu'il est difficile de croire de la part d'un accoucheur, semble ne pas se douter de l'énorme extension
que peut prendre le périnée chez une femme en travail,
et regarde comme matériellement impossible l'extraction
d'un fœtus par cette voie. Il nia toutes les observations
que lui présentèrent *Moreau* et *Luroth*, soit parce qu'elles
étaient incomplètes, soit parce qu'elles avaient été re-
cueillies par une sage-femme, comme dans le cas de
Nedey. Il n'accepta pas le fait de *Coutouly*, parce que
celui-ci disait que la déchirure ressemblait à un Y, et
que *Baudelocque* la comparait à un V. Enfin il alla jusqu'à dire publiquement que *quand bien même il verrait
le fait, il ne le croirait pas.*

Malgré la grande autorité de son nom, les faits res-
tèrent acquis à la science, et, depuis cette époque,
la majorité des accoucheurs crut à la possibilité de
cette lésion que, du reste, des faits plus nouveaux

et mieux observés devaient bientôt rendre irréfutable.

OBSERVATION XV.

(TRINCHINETTI, *Observations sur quelques accouchements difficiles*. Milan.)

1819. — Femme de 34 ans, constitution forte, primipare ; éprouve de très-grandes douleurs. Il se produit une déchirure de la partie supérieure du vagin et du périnée du côté de la cuisse droite : l'anus et la vulve étaient intacts.

OBSERVATION XVI.

(*Reproduite par* TRINCHINETTI, *loc. cit.*)

Cette observation se rapproche de celle de *Champenois* par son étiologie.

Tout le périnée, y compris l'anus, fut déchiré. Le vagin était dur et serré. Les lochies s'écoulèrent par la plaie. Chez cette femme, le coït avait toujours été difficile. Dans son enfance, à la suite d'une fièvre maligne, elle avait eu une ulcération des parties génitales. — Elle mourut.

Les observations qui suivent et que l'on doit à Madame *Lachapelle*, ont en général été passées sous silence par les auteurs qui se sont occupés de cette question, en en exceptant cependant *Duparcque* qui les rapporte dans son *Traité des maladies de l'utérus, du vagin et du périnée*.

Il est facile de se rendre compte de cette négligence. Ces observateurs ne voyaient d'intéressant dans cette lésion que *l'expulsion du fœtus* par la voie artificielle. Le fait capital à notre avis est au contraire la *rupture ;* et la sortie de l'enfant n'en est en quelque sorte qu'une conséquence, une complication pour ainsi dire.

L'observation XXII, qui n'est en somme qu'une citation, nous fait voir deux choses rares : d'abord cette lésion se produisant chez une *bipare,* et de plus, le cas unique d'une femme ayant éprouvé deux fois de suite cet accident et chez laquelle on pourrait admettre une sorte de prédisposition.

OBSERVATION XVII.

(Par une élève de Madame Lachapelle.)
(LACHAPELLE, *Pratique des accouchements.*)

1820. — Cette sage-femme écrivit à Madame *Lachapelle,* pour lui demander des conseils et lui raconter son propre accouchement qui l'avait beaucoup effrayée, l'enfant ayant traversé le périnée par une déchirure qui s'étendait de l'anus intact à 3 lignes de la vulve.

Malheureusement, Madame Lachapelle, qui ne croyait pas à la possibilité de cet accident, ne nous a laissé aucun détail de cette observation.

OBSERVATIONS XVIII, XIX, XX, XXI, XXII.

(LACHAPELLE, *Pratique des accouchements,* 1825.)

1818. — 1° Primipare, vulve étroite. Il se fit une rupture centrale au moment où la tête sortit en dilatant

brusquement la vulve. La fourchette et l'anus sont intacts. La plaie a six lignes de longueur et commence à
trois lignes de l'anus. Celle du vagin s'est faite à cinq
ou six lignes de la fourchette.

Signalons que pour arriver à la guérison *Dubois*
coupa le pont formé par la commissure.

2° La même année Madame *Lachapelle* observa un
cas identique. La plaie se dirigeait vers la fesse droite,
l'ouverture communiquait avec le vagin. L'enfant était
en deuxième position.

1820. — 3° Jeune femme de 24 ans. Fente large à
la cloison recto-vaginale, anus sain, fourchette intacte.
Après cinq ou six semaines on obtint la guérison, sauf
une fistule périnéale qui subsista.

1821. — 4° Primipare de 22 ans dont le périnée,
malgré les efforts de trois personnes, se déchira avant
que la tête eût dilaté la vulve. La tête suivit cependant
ensuite la voie naturelle. Plaie longitudinale de cinq
lignes de longueur, communication avec le vagin. Guérison en dix jours.

5° Femme accouchant pour la seconde fois et qui
avait depuis sa première couche une fistule périnéale.
Pas d'accident.

OBSERVATION XXIII.

(Dupuy, *Thèses de Paris.*)

1822. — Dans cette observation sans détails, *Dupuy*
parle simplement d'une Anglaise qui dans une quatrième
couche eut un enfant se présentant par les pieds. Une
déchirure s'étant faite, l'un des pieds sortit par cette

ouverture. On le fit rentrer, et l'expulsion du fœtus eut alors lieu normalement.

On attribua cette déchirure à une mauvaise manœuvre de la sage-femme.

OBSERVATION XXIV.

(John Douglas, *Dublin Hospital reports, etc.*, t. III.)

1822. — *Douglas* trouva l'enfant sur le point d'être expulsé par une déchirure, la tête appliquée contre le côté interne de la cuisse gauche et inclinée en arrière. Une forte contraction suffit pour expulser le reste du corps. La perforation comprenait la partie latérale du périnée, une partie des téguments de la cuisse et la grande lèvre gauche; la fourchette était intacte. Le cordon fut retiré par le vagin, cependant le placenta sortit par la plaie. Le constricteur du vagin se gangrenant fut incisé, et la guérison eut lieu.

OBSERVATION XXV.

(Merriman, *Synopsis of the various kinds difficult parturition,*
p. 263.)

1822. — Primipare, orifice convenablement dilaté, poche venant de se rompre, travail rapide, périnée excessivement distendu par la tête. La tête passa derrière la main de l'accoucheur malgré ses efforts. L'anus et la fourchette étaient intacts.

OBSERVATION XXVI.

(*Der neue Chiron,* Sulzbach, 1822.)
(*Bulletin de Férussac,* t. XXII.)

1822. — *Franck* parle d'une perforation qui se fit derrière la commissure postérieure avec sortie du bras gauche par la déchirure. La tête fut extraite par la vulve. La femme fut promptement guérie.

OBSERVATION XXVII.

(Pourcher *cité par* Francon, *Gazette médicale,* 1822.)

1823. — Domestique âgée de 32 ans, primipare, douée d'une forte constitution. *Francon* visita cette femme deux mois après son accouchement. La déchirure s'étendait obliquement depuis l'anus jusqu'au milieu de la grande lèvre gauche; les bords s'étaient cicatrisés séparément après vingt ou vingt-cinq jours; la partie interne de cette double cicatrice, comprise entre la commissure postérieure de la vulve et la commissure antérieure de l'ouverture accidentelle, ne formait plus qu'un cordon de trois lignes de diamètre à peu près, qui, par le retrait résultant du travail de cicatrisation, se jetait en dedans de manière à partager l'orifice de la vulve en deux parties à peu près égales, de sorte que l'acte du coït aurait pu s'effectuer par l'ouverture accidentelle tout aussi bien que par l'ouverture naturelle. Aucun point du rectum n'avait été endommagé.

Capuron, à qui Francon raconta le fait, « sans prendre

la peine de le réfuter en aucune manière, ni de lui faire aucune observation, lui dit tout court et tout net qu'il avait mal examiné et que ce qu'il disait était impossible. »

OBSERVATION XXVIII.

(Jungmann, *Siebold's Journal für Geburtshülfe,* t. IX.)

1823. — Femme âgée de 35 ans, entre pour un second accouchement en 1823 à l'hospice de *Prague.* Les eaux s'étaient écoulées depuis six heures ; les douleurs fortes d'abord avaient cessé depuis une demi-heure. La vulve arrondie et très-étroite laissait voir une partie du cuir chevelu tuméfié du fœtus. Le périnée, très-distendu et fortement abaissé, était gangrené depuis l'orifice de l'anus jusqu'au milieu de sa longueur. Une communication existait entre le rectum et la paroi postérieure du vagin. La fourchette qui s'était déchirée deux ans auparavant dans le premier accouchement, présentait une cicatrice dure et résistante que *Jungmann* reconnut être le principal obstacle à la terminaison de l'accouchement. Ce praticien se décida à retenir d'abord la tête à l'aide du forceps, puis à inciser la fourchette ; mais à peine l'introduction de l'une des branches du forceps eut-elle été pratiquée, qu'un écoulement de sanie fétide eut lieu ; les contractions se ranimèrent aussitôt, la tête, qui se fit jour au travers du périnée, fut promptement suivie du tronc et huit minutes après l'arrière-faix fut extrait par la même voie. L'enfant très-faible ne tarda pas à succomber. L'ouverture se guérit en deux mois.

OBSERVATION XXIX.

(Master, de Kœnigsberg, ou Marter, *Archives générales*, t. XXIV, *ou Siebold's Journal, etc.*, t. IX.)

1824. — Il s'agit d'une primipare de 25 ans. *Master* fut appelé auprès d'elle le 31 mai 1824 à midi. — Douleurs intolérables dans le ventre et aux lombes; écoulement des eaux trois heures auparavant; orifice de la dimension d'un écu; position de l'enfant normale; bassin spacieux et bien conformé. Dans la journée la femme fut plus tranquille; mais, le soir vers cinq heures, la sage-femme crut que l'enfant venait par le rectum; le vertex se présentait à l'ouverture périnéale et il était désormais impossible de ramener la tête dans le vagin. Quelques fortes contractions suffirent pour expulser par cette voie anormale l'enfant qui était privé de vie, et la vulve ne fut aucunement intéressée. L'arrière-faix fut extrait par la plaie. Un examen ultérieur prouva que la fourchette et l'anus étaient intacts. Immédiatement au devant de l'anus commençait une rupture qui s'étendait dans le sens du raphé jusqu'à un pouce en arrière de la commissure postérieure de la vulve, et à laquelle correspondait celle de la paroi vaginale, terminée également en avant à un pouce de distance de la même commissure. Deux autres ruptures transversales existaient encore au milieu du périnée; la plaie avait une forme cruciale. Un pont charnu d'un pouce de large restait formé par la commissure de la vulve.

Master attribue cette déchirure à la trop grande étendue du périnée qui avait une longueur de plus de trois pouces de l'anus à la vulve, et à la situation antérieure des organes externes. La ligne centrale de l'excavation pelvienne tombait directement sur le milieu de l'espace périnéal. Le travail fut précipité, la sage-femme soutenait mal.—Violente hémorrhagie après par le vagin et la plaie. Le périnée s'enflamma considérablement ; les lochies s'écoulaient par la plaie. Au bout de quinze jours l'inflammation cessa. On fit deux points de suture qu'on laissa trois jours. — La partie postérieure était bien réunie ; mais en avant subsistait une large fistule vagino-périnéale. On fit des fomentations vulnéraires pendant un mois. Le périnée se réduisit alors à deux pouces, et le trajet fistuleux se rétrécit sensiblement. Les règles, qui survinrent bientôt après, s'écoulèrent en partie par la fistule ; mais après un second accouchement naturel, en 1827, les lochies sortirent par la vulve, ce qui prouve que l'oblitération avait eu lieu.

OBSERVATION XXX.

(VELPEAU, Traité complet de l'art des accouchements.)

1825. — « Madame B..., demeurant alors rue Voltaire, était en travail depuis la veille au soir, lorsque je fus mandé près d'elle, le 24 juin 1825, à cinq heures du matin. Forte, grande, elle en était à sa première grossesse. Les douleurs, qui avaient été modérées depuis six heures jusqu'à minuit, avaient pris une grande intensité vers deux heures, époque à laquelle la tête s'était engagée dans l'excavation. La sage-femme, voyant que l'enfant tendait à sortir par l'anus, s'efforçait depuis près d'une heure de le repousser du côté de la vulve, en soutenant de toutes ses forces le périnée. La déchirure ne s'en était pas moins opérée cependant, et, lorsque j'eus fait enlever les mains de la sage-femme et de la garde, je vis que tout le vertex avait déjà franchi la cloison périnéale en première position. Le reste de la tête sortit bientôt ainsi que la totalité du tronc, et nous eûmes un gros garçon très-fort et très-vivace. Comme la vulve était étroite, je laissai le cordon dans l'ouverture accidentelle et entraînai par là le délivre.

« Avant que la tête en fût sortie, on aurait cru qu'elle s'échappait par l'anus, tant la commissure de la vulve conservait d'épaisseur ; mais, quand les parties furent un peu revenues sur elles-mêmes après l'accouchement, nous pûmes nous convaincre du doigt et de l'œil que le sphincter du rectum n'avait souffert aucune solution de continuité. La plaie inégale et frangée, un peu concave en arrière, se prolongeait moitié plus à gauche qu'à droite, et se trouvait un peu plus rapprochée de l'anus que de la vulve.

« Je me bornai à prescrire le repos, la position sur le côté, des lavements et des lotions de racine de guimauve, sans aucun pansement. La plaie fut cicatrisée le dix-huitième jour.

« Madame B... redevint enceinte quelques mois après et accoucha par les voies naturelles. »

OBSERVATION XXXI.

(VELPEAU, *Traité de l'art des accouchements.*)

« *Coster*, dit Velpeau dans son traité d'accouchement, m'a communiqué un cas de déchirure centrale du périnée. La femme était âgée de 23 ans. L'enfant, d'une grosseur moyenne, traversa brusquement le périnée à la suite d'une violente douleur. Une bride épaisse d'un travers de doigt se maintint entre elle et la rupture. Le placenta fut expulsé directement par la perforation et la bride vulvaire finit par se détruire sous l'influence de la suppuration. »

Velpeau, à la suite de ces observations, cite un certain nombre d'auteurs, dans lesquels il a trouvé des faits analogues. Ces faits sont pour la plupart ceux qui sont rapportés ici ; mais il en est deux que l'on pourrait me reprocher de ne pas avoir mentionnés et sur lesquels nous devons nous arrêter un instant. L'un serait de *Blundell* et se trouverait dans la *Lancette anglaise*. Nous avons fait traduire cet article. Il est bien question en effet de déchirures du périnée, et cet auteur admet même comme possible la déchirure centrale, mais il n'en rapporte *aucune* observation.

Quant à la seconde citation, l'erreur est plus grande encore. *Velpeau* parle entre autres faits d'une observation de *Jungman* et d'une autre de *Moschner*. Ces deux auteurs n'en font qu'un, ou plutôt c'est Moschner qui, dans un article de journal, a mis en lumière et cité tout au long l'observation de Jungman. Il est facile de se convaincre de cette confusion, en lisant dans le tome XXII du *Bulletin de Férussac* un rapport de *Luroth* à l'Académie de Chirurgie.

OBSERVATION XXXII.

(GRAVIS *et* LEBRUN, *Annales de la médecine physiologique*, 1825.)

1825. — Fille de 19 ans, primipare, qui, après un travail de douze heures, donne naissance à un enfant mâle. La fourchette et l'anus sont intacts. Après une grande inflammation qui cède à l'application de sangsues et aux autres moyens antiphlogistiques, les escharres tombent et malheureusement aussi la commissure de la vulve qui s'était gangrenée.— La déchirure est grande, inégale et frangée. On avait d'abord cru à un accouchement par le rectum. Les lochies qui coulent abondamment, empêchent d'abord la réunion. Dès qu'elles diminuent, on avive les bords de la plaie et la réunion se fait en dix jours au moyen de cinq sutures. Mais sous les efforts de la défécation, le pont fut brisé auprès du rectum; il en résulta une fistule qui se réunit après deux mois de suppuration.

Cette observation qui manque de détails au point de vue de la cause et de la manière dont s'est produit l'accident a aussi le tort de ne pas préciser assez la forme de la déchirure qui a dû se produire très en arrière. Elle offre cependant un grand intérêt par ses complications et sa terminaison.

OBSERVATION XXXIII.

(HERNU, *Transactions médicales*, t. II.)

1830. — A propos de la discussion qui s'éleva à l'Académie en 1830, *Hernu* rapporta un cas qu'il avait vu à l'Hôtel-Dieu dans le service de Dessault. La malade était accouchée seule sous ses yeux, et, du reste, dit-il, on ne pouvait élever aucun doute sur cet accident et sur le passage de l'enfant au travers de la déchirure, le cordon pendant encore par cette ouverture. L'enfant était en première position.

Malheureusement, il n'existe pas de détails plus circonstanciés de ce fait.

OBSERVATION XXXIV.

(VALLET, d'Orléans.)

1831. — Madame G..., 22 ans, primipare et à terme, est prise, dans le milieu du jour, de ses premières douleurs. Dans la soirée, les douleurs deviennent intenses et rapprochées et déterminent l'expulsion d'un enfant un peu asphyxié que l'on ranime facilement. La mère était d'ailleurs dans un état satisfaisant.

Le Dr *Vallet* n'était arrivé qu'au moment où l'enfant franchissait le dernier obstacle, et ce n'est que trois jours après, à cause de vives douleurs qu'accusait l'accouchée, que ce médecin examina les parties génitales.

« Je reconnus, dit-il, avec surprise, que le périnée

était rompu et déchiré en arrière jusqu'au sphincter externe de l'anus, et en avant jusqu'à la fourchette qui était restée intacte et formait une commissure d'un demi-centimètre d'épaisseur. La plaie irrégulière avait à peu près la forme d'un Y renversé, dont les branches se dirigeaient de chaque côté de l'anus.

« La vulve, portée en avant et rapprochée de la symphyse du pubis par les contractions brusques et répétées, n'avait pas permis au périnée de glisser en arrière sur l'occiput, et les efforts violents en chassant la tête avec énergie, n'ont pas tardé à déterminer la rupture du périnée à sa partie centrale et la sortie de l'enfant par cette solution de continuité.

« La femme fut couchée sur le côté, repos absolu, soins de propreté; elle reste dix-neuf jours sans aller à la garde-robe. Au bout de ce temps, cicatrisation presque complète, sauf une fistule étroite par où s'écoulent les lochies.

« Deux mois après l'accouchement, oblitération complète au moyen de cautérisation au nitrate d'argent. Depuis, Madame G... accoucha deux fois sans accident. Seule une cicatrice solide rappelait la forme de la plaie (1). »

---

(1) Je dois ces détails à l'obligeance de M. le Dr *Vallet,* ancien chirurgien en chef des hôpitaux d'Orléans, qui a bien voulu me donner lui-même cette observation intéressante.

OBSERVATION XXXV.

(Cliniques de Dupuytren.)

1832. — Madame B..., 38 ans, taille moyenne, primipare, 3 septembre 1832.

Tête en première position, travail rapide jusqu'à la vulve, qui était fort étroite. Quatre heures après les premières douleurs en arrivent deux autres très-vives, et la sage-femme sentit une déchirure se faire sous la main qui soutenait le périnée ; la tête et le reste du corps sortent. Le placenta passe également par la plaie.—Enfant de taille moyenne. — La sage-femme, effrayée de voir un lavement rendu de suite, crut à une lésion de l'intestin et révéla le fait.

Le dixième jour, *Guersent* fils fut consulté. — Lotions de chlore liquide, pierre infernale.

Le douzième jour, réunion par suture enchevillée, qui céda sous un effort le 2 janvier suivant, après l'enlèvement des fils.

Cette femme était entrée à l'Hôtel-Dieu le 6 octobre. On constata une bonne conformation du bassin ; ouverture vulvaire très en avant. Derrière on aperçoit une autre ouverture irrégulièrement arrondie, admettant l'entrée de trois doigts et située un peu à gauche ; derrière enfin l'anus et la saillie coccygienne qui n'était pas très-prolongée en avant.

Pas d'opération. — Sortie complétement guérie le 30 novembre, c'est-à-dire au bout de deux mois et demi environ.

« Il existe, dit **Dupuytren**, quelques points de division à la surface du vagin jusqu'à la jointure avec le périnée, mais ces divisions ne tarderont pas à s'effacer. »

OBSERVATION XXXVI.

(BIAUTE, *Journal de Médecine et de Chirurgie*, t. XXIII, p. 221.)

1852. — « Madame Payard, marchande de fruits, rue aux Fers, 12, à Paris, âgée de 25 ans, primipare, éprouva les douleurs de l'enfantement le 12 novembre dernier. Un médecin fut appelé vers huit heures du soir. Il reconnut que le travail était commencé et que l'enfant présentait le sommet en première position; mais, pensant que l'accouchement ne serait terminé que le lendemain, il se retira. Cependant, le travail ayant marché rapidement, et ce médecin ayant été sollicité vainement de se rendre auprès de la malade, je fus appelé, et arrivai près d'elle vers cinq heures du matin. Les douleurs étaient fortes et se succédaient très-rapidement. La tête paraissait à la vulve, me dit-on, depuis une demi-heure environ. Je trouvai, en effet, le sommet en partie dégagé et faisant saillie entre les lèvres de la vulve, dont les bords étaient fermes et fortement tendus; mais je fus frappé de l'étroitesse de cette ouverture, de sa position élevée, de sa direction en avant, et, comme conséquence de cette disposition, de l'éloignement de la fourchette à l'anus. Le périnée excessivement bombé offrait une largeur de cinq à six pouces environ.

« Les parties étant sèches et arides, je fis pénétrer un peu d'huile entre la tête de l'enfant et les lèvres de la vulve, et enduisis celle-ci avec une dissolution d'extrait de belladone. Sous l'influence de ces moyens, la vulve se dilata un peu, mais pas assez pour permettre la sortie de l'enfant. Le périnée, malgré tous mes efforts à le soutenir, était de plus en plus tendu, et je craignais de le voir se déchirer. Déjà je me demandais s'il ne serait point convenable de faire deux ou trois incisions sur les parties latérales de la vulve, lorsqu'une forte douleur eut lieu, et, bien que je soutinsse avec une main le périnée autant que possible, une *ouverture en étoile* se fit vers sa partie moyenne, et je reçus dans ma main les bras, la poitrine et les membres inférieurs de l'enfant ; la tête sortit enfin la dernière par cette ouverture accidentelle. Le cordon faisait trois tours autour du cou de l'enfant ; il était excessivement long. La délivrance se fit par la même voie.

« L'irrégularité de la plaie m'ayant paru un obstacle, ainsi que l'écoulement des lochies, à la réunion immédiate, ce ne fut que le douzième jour que j'eus recours à la suture. Quatre points de suture enchevillée, une bandelette de diachylon et quelques compresses longuettes me suffirent, avec un bandage approprié pour établir le rapprochement des parties divisées.

« Le 15 décembre, la réunion complète était obtenue. »

OBSERVATION XXXVII.

(Dudon, *Mémoire lu à la Société médico-chirurgicale de Bordeaux,*
1867.)

1866. — La fille D..., primipare, 31 ans, taille au-
dessus de la moyenne, bonne santé, chairs flasques,
tempérament lymphatique, accouche à terme chez une
sage-femme.

Le 30 juillet, à deux heures du matin, premières
douleurs peu intenses avec écoulement sanguin. A midi,
tête plongeant dans l'excavation. On ne peut atteindre
le col. A dix heures du soir, douleurs intenses. A onze
heures, le col est effacé et présente un orifice de la
largeur d'une pièce de 50 centimes. Dilatation complète
à minuit. La tête franchit le col en première position et
arrive rapidement sur le plancher du bassin. A minuit
et demi, la tête entr'ouvre légèrement la vulve, mais
des douleurs plus fortes font bomber le périnée qui
s'amincit et éclate en donnant passage à la tête sous la
main de la sage-femme, qui cherche à ramener en arrière la commissure postérieure de la vulve.

La délivrance fut faite par les voies naturelles. L'enfant pesait 3,000 grammes.

Le lendemain, la femme est pâle, la peau chaude.
Pouls à 100, mais pas de souffrances.

La vulve est rose, non contuse, et ressemble à celle
d'une femme qui n'a pas accouché. A un centimètre en
arrière de la fourchette et sur la ligne médiane, on
trouve une déchirure qui s'étend jusqu'à un demi-centi-

mètre en avant de la marge de l'anus. Cette plaie a la forme d'un Y dont les deux branches se dirigent vers les tubérosités ischiatiques. Les bords de la plaie sont frangés, contus et violacés. La commissure postérieure offre une largeur d'un centimètre. La paroi postérieure du vagin a cédé près du plancher, l'anus est intact, ainsi que le rectum.

La malade est maintenue au lit, les cuisses rapprochées. Pendant les huit jours qui suivent, le pouls s'abaisse de plus en plus, les lochies, après avoir passé par la déchirure, reprennent leur cours normal ; les angles sphacélés de la plaie tombent et font place à des bourgeons charnus. On avait laissé la plaie se cicatriser seule jusqu'au 25 août. A partir de ce moment, des cautérisations au nitrate d'argent amènent la cicatrisation complète à la fin de septembre.

OBSERVATION XXXVIII.

(Lettre de M. le professeur Stolz de Strasbourg,
à M. le professeur Depaul.)

1864. — « Dans sa séance du 18 mars dernier vous avez communiqué à la Société impériale de chirurgie une observation de *Rupture centrale du périnée pendant le travail de l'accouchement.* Cette observation a certainement un grand intérêt : 1° par la rareté de pareilles déchirures, qui est telle qu'elle a été niée par certains accoucheurs qui avaient cependant une longue pratique ; 2° parce que le fœtus a réellement traversé l'ouverture accidentelle ; 3° qu'il n'existait aucune des prédispositions que l'on dit ordinairement favoriser cette singulière rupture ; 4° enfin parce que la position du crâne était la plus commune, celle dans laquelle la tête pénètre le plus facilement dans la vulve.

« Quoique l'on connaisse aujourd'hui un assez grand nombre d'observations authentiques de rupture centrale du périnée avec passage du fœtus entier par cette voie artificielle, il est cependant des accoucheurs très-répandus, placés même à la tête d'établissements de maternité, qui n'en ont pas vu d'exemple ; seulement ils sont moins incrédules que ne l'était *Capuron*, qui disait qu'il verrait le fait qu'il n'en croirait pas ses yeux.

« Il y a quarante ans que je me livre à l'étude et à la pratique des accouchements, je suis depuis plus de trente ans à la tête d'un service spécial (qui n'est sans doute pas à comparer aux services de maternité de Vienne ou de Paris pour le nombre des accouchements qui s'y terminent), et pour la première et unique fois, il y a bientôt quatre ans, j'ai eu l'occasion de faire une pareille observation à la maternité dont je suis le directeur médical. Cette observation présente un assez grand nombre de particularités pour être connue dans ses détails.

« Le 15 mai 1864 se présenta à la maternité de Strasbourg, pour y faire ses couches, la nommée Eh... (Marie-Rosalie), âgée de 27 ans, primipare , de taille moyenne, assez bien constituée, sanguine-lymphatique. Elle comptait encore six semaines.

« Soumise plusieurs fois à une exploration soigneuse pendant son séjour à l'hôpital, on ne remarqua jamais

rien de particulier dans sa conformation, notamment
dans celle du bassin, ni dans celle des organes de la
génération. La santé ne laissa rien à désirer.

« Le 28 juin, vers onze heures du soir, Marie Eh...
sentit les premières douleurs de l'enfantement; le som-
meil de la nuit en fut troublé. Le lendemain, 29, au
matin, on trouva, en touchant par le vagin, le col effacé,
l'orifice entr'ouvert et la tête profondément engagée
dans le bassin. A l'auscultation on percevait les batte-
ments redoublés au côté gauche du ventre, ce qui fit
diagnostiquer une première position du crâne. A trois
heures de l'après-midi, les membranes se rompirent, et,
après un écoulement peu abondant d'eau, on constata
effectivement une position occipito-antérieure gauche. A
six heures la tête occupait l'excavation et devenait vi-
sible à la vulve pendant les contractions. A sept heures
le périnée était fortement distendu, la fente vulvaire
dirigée en avant et en haut, l'occiput semblait y pénétrer; à chaque nouvelle douleur on croyait que la tête
allait compléter son mouvement d'extension et franchir, mais la douleur cessant, elle se retirait encore. A
sept heures un quart, une contraction plus forte la
poussa contre l'obstacle. Le périnée était soutenu par
une élève sage-femme. Tout à coup sa main est re-
poussée par la tête qui fait éclater le plancher périnéal,
la vulve qui aurait dû lui donner passage remonte vers
les pubis et se ferma. Les épaules et le reste du
corps furent chassés avec une telle rapidité qu'on
n'eut que le temps de recevoir le fœtus et de le re-
lever.

« Dès que l'enfant fut séparé de sa mère par la division du cordon ombilical, on examina l'ouverture qu'il venait de pratiquer et de franchir. La portion du cordon insérée au placenta pendait par cette ouverture dont les bords étaient affaissés sur eux-mêmes et saignants. Ne voulant pas faire la délivrance par cette voie contre nature, on introduisit le doigt indicateur dans la vulve et on monta assez haut dans le vagin pour pouvoir accrocher le cordon, le faire rentrer dans le vagin et de là le faire passer par la voie naturelle. Pendant que l'on attendait de nouvelles contractions de la matrice qui devaient décoller le placenta et permettre l'extraction de l'arrière-faix, on débarrassa la plaie périnéale du sang qui l'encombrait au moyen d'une éponge et on constata : 1° que la rupture avait 5 centimètres de longueur dans la direction verticale ; 2° que son angle supérieur se dirigeait un peu latéralement vers la grande lèvre droite ; 3° qu'inférieurement elle s'étendait des deux côtés, immédiatement au devant de l'anus, formant deux angles latéraux de 2 centimètres de longueur ; 4° que les bords étaient irréguliers, frangés au milieu et infiltrés de sang ; 5° qu'à la partie supérieure existait un bourrelet saillant, noirâtre, paraissant formé de tissu cellulaire refoulé de l'intérieur. Non-seulement la fourchette était intacte ; mais 2 centimètres de longueur du raphé qui aboutit à la fourchette étaient parfaitement visibles. Le sphincter anal interne était à découvert et nullement entamé. Le doigt introduit par la plaie et placé en supination sortait par la vulve et constatait l'épaisseur du pont antérieur du périnée qui subsistait. Le constricteur du vagin était déchiré en arrière ainsi que le tiers du vagin lui-même et la paroi recto-vaginale correspondante.

« On procéda ensuite à la délivrance par la voie naturelle; mais une quantité de sang caillé et liquide traversa encore la plaie périnéale après cette opération.

« L'enfant, du sexe féminin, avait donné aussitôt
signe de vie. Il était fort, long de 49 centimètres
et pesant 3,370 grammes.

« Les premiers jours des couches se passèrent sans
accident. La plaie périnéale, d'un aspect livide, laissait
suinter une sérosité sanguinolente; une partie des lochies la traversait également. Le gonflement des lèvres
de la plaie forçait une autre partie à refluer par la
vulve. Le décubitus latéral favorisait l'écoulement par
les voies naturelles. On se borna à des fomentations de
vin aromatique. L'accouchée mit son enfant au sein et
put le nourrir.

« Le troisième jour, la surface des lambeaux de la
plaie présentait un aspect grisâtre et exhalait une odeur
gangréneuse : une suppuration séreuse, passablement
abondante, s'était établie. On la saupoudra de poudre
de quinquina. Le quatrième jour la plaie avait meilleur aspect, la suppuration avait diminué. A huit heures et demie du matin l'accouchée eut subitement une
crise de suffocation suivie d'un frisson intense. La réac-
tion ne se fit pas trop longtemps attendre; elle fut favorisée par des infusions théiformes chaudes; le pouls
était très-accéléré. Une bonne transpiration calma la
fièvre. Cependant le lendemain, cinquième jour, il y
avait encore 86 pulsations. La suppuration de la plaie
devint plus normale; les jours suivants des bourbil-
lons gangréneux furent excisés, la surface des lèvres se

colora en rouge et commença à bourgeonner. L'accouchée avait de l'appétit ; elle continuait d'allaiter son
enfant.

« Le douzième jour l'hiatus formé par la déchirure
périnéale commençait à se rétrécir ; ses bords encore
un peu frangés, tendaient à s'égaliser et à bourgeonner.
Le vingt-cinquième jour la plaie était d'un aspect rose,
mais suppurait encore abondamment ; la suppuration
était âcre et corrodait la peau de la partie interne des
cuisses. L'accouchée n'avait plus pu être maintenue au
lit depuis le quinzième jour, elle circulait dans les
salles pendant une grande partie de la journée.

« Le trentième elle trouva à se placer en ville en
qualité de nourrice.

« En l'examinant une dernière fois avant sa sortie de
l'établissement, on reconnut que la plaie se rétrécissait
de plus en plus. On donna à la femme l'espoir d'une
guérison spontanée, mais on insista auprès d'elle pour
que de temps en temps, elle se présentât à la visite, ce
qu'elle promit. Malheureusement elle n'en fit rien et on
perdit bientôt ses traces.

« Ce ne fut qu'à la fin de l'été 1865, plus d'un an
après l'accident, qu'on la découvrit de nouveau. Elle
était alors servante en ville. Au mois d'août elle vint à
la maternité consulter pour un *abaissement de matrice.*

« A l'inspection des parties génitales on constata que
l'ouverture périnéale existait encore, qu'elle avait la
forme d'un trou rond, dont le bord ou cercle était parfaitement cicatrisé. Dans cette ouverture on trouva engagé un corps mobile, une espèce de bouchon que l'on
reconnut bientôt n'être autre chose que le *col utérin.*

En effet, à la vue on distingua le museau de tanche, et
par le toucher à travers la vulve on constata un abaissement ou plutôt une descente de la matrice. Cet organe
était descendu perpendiculairement à l'axe du corps, et
le col *au lieu de sortir par la vulve, s'était engagé dans
l'ouverture périnéale*. Ne pouvant rien entreprendre à la
veille des vacances, on congédia la consultante, en lui
disant de revenir au mois de novembre, mais on ne la
revit plus.

« Cette observation offre un exemple incontestable
de rupture centrale du périnée et de passage du fœtus
entier par cette ouverture accidentelle. La déchirure
(de la peau) s'étendait en haut du côté de la grande
lèvre droite ; en bas elle présentait deux angles latéraux
dans la direction des muscles transverses du périnée.
Elle n'avait pas précisément la forme d'un Y renversé,
mais plutôt celle d'un triangle.

« Les tissus sous-jacents à la peau, et formant le plancher périnéal, étaient lacérés, infiltrés de sang. Une
portion du tissu cellulaire du triangle périnéal était
poussée dans la plaie. En haut, le pont qui séparait l'ouverture vulvaire de la déchirure périnéale avait une
largeur de près de deux travers de doigts, et en bas le
rectum est resté intact.

« Le tissu cellulaire infiltré de sang, qui faisait saillie
dans la plaie s'est gangrené. Un instant, au cinquième
jour, il y a eu quelques symptômes de résorption putride ; mais la suppuration s'est heureusement établie,
et dès ce moment tous les accidents ont cessé.

« La plaie ne s'est pas fermée comme on devait l'espérer ; peut-être parce que la gangrène avait détruit une partie notable des tissus intéressés. L'indocilité de l'accouchée y a probablement contribué aussi : si elle était restée couchée sur le côté, si elle ne s'était levée que du vingtième au trentième jour, si elle n'avait pas trop marché surtout, il est possible que la guérison aurait eu lieu. Ces conditions n'existant pas, les bords se sont cicatrisés séparément, et il est resté une ouverture ronde, qui communique avec le vagin, puisqu'on a trouvé à la dernière exploration, faite un an après l'accident, le col de l'utérus engagé dans ce trou. Pour ce motif seul, il serait nécessaire de fermer l'ouverture périnéale, après avoir relevé la matrice par un moyen mécanique quelconque. »

OBSERVATION XXXIX.

(Augé, de Pithiviers, *Lettre à la Société de Chirurgie*, 1868.)

« Madame X... est une femme forte, sanguine, vigoureuse. Mariée depuis un an, elle est accouchée, le 29 septembre 1851, par une sage-femme, et met au monde une fille bien constituée, d'un volume et d'un poids ordinaires. Pendant le travail, les douleurs avaient bien marché; elles étaient fréquentes et aiguës. Cependant la sage-femme lui administre du seigle ergoté; puis elle s'endort auprès de sa malade. Une douleur subite, bien plus violente que les précédentes, arrache un grand cri à la patiente. L'enfant venait d'être expulsé brusquement.

« L'accouchée ressentant une douleur au périnée et une

cuisson pénible, qui persistent le lendemain et le sur-
lendemain, me fait appeler. Je constate, entre la vulve
et l'anus, une large plaie verticale, à bords déchiquetés,
saignants, se rapprochant à leurs extrémités, mais écar-
tés au centre, et s'étendant de l'une à l'autre commissure, vulvaire et anale, sans les intéresser. Une injec-
tion, poussée dans cette plaie, reflue par le vagin; le
doigt, introduit dans le vagin, rencontre sur la paroi
postérieure de ce canal l'orifice supérieur de la déchirure. La vulve est étroite, et n'a subi aucune dilatation
pendant le travail de l'accouchement. L'enfant était passé
au travers du plancher périnéal, expulsé violemment
par une contraction énergique de l'utérus.

« Je m'empressai de rassurer la malade sur les suites
de cet accident; en effet, il suffit d'injections, de panse-
ments à plat et de lavages, pour amener l'occlusion de
cette large plaie. Cependant la guérison ne fut complète
qu'au bout de quatre mois et demi; et il resta dans le
vagin, sur sa paroi postérieure, une induration longitudinale, formée par la cicatrice.

« Il est certain que l'administration intempestive du
seigle ergoté chez cette dame, qui est forte, d'un tempérament sanguin, bien musclée, et dont les douleurs
étaient régulières, a été la cause de la rupture du périnée. Les circonstances anatomiques qui m'ont paru
l'avoir favorisée, sont une ampleur anormale du périnée, et la direction particulière de la vulve, qui, chez
elle, se trouve tout à fait portée en avant. Ce sont
du reste les dispositions que MM. Depaul et Blot
viennent de signaler à la Société impériale de Chirurgie.

« Depuis cet accident, Madame X... a mis au monde trois enfants. Je l'ai accouchée, et chaque fois, le travail de l'accouchement a été régulier, et n'a même pas été ralenti par l'induration cicatricielle du vagin. »

Le 18 mars 1868, dans la séance de la *Société de Chirurgie*, M. le professeur *Depaul* communiqua l'observation qui est en tête de ce travail, il ajouta qu'il avait déjà plusieurs fois été témoin de ruptures centrales dans lesquelles le fœtus avait néanmoins suivi la voie habituelle.

Cette communication souleva une petite discussion sur laquelle nous reviendrons. Ajoutons seulement que M. *Blot* dit avoir eu l'occasion d'observer deux cas semblables à ces derniers.

Depuis cette époque je n'ai pas entendu parler de nouveaux faits. Sans doute quelques-uns ont dû nous échapper, surtout ceux qui ont pu être publiés à l'étranger; il en est même dont je connaissais les auteurs que je n'ai pu découvrir; mais je crois avoir réussi à retrouver à peu près tous les faits dont la relation nous a été laissée par les observateurs français depuis 1700.

C'est donc sur une trentaine de cas authentiques que nous pouvons nous appuyer, les autres nous ayant paru trop incomplets pour servir de base à des conclusions utiles.

ÉTIOLOGIE ET MÉCANISME.

Dès qu'on veut pénétrer dans l'étude étiologique de ce phénomène, on comprend de suite que deux ordres de causes doivent être étudiées : celles qui sont dépendantes de la mère et celles qui tiennent au fœtus. On s'aperçoit aussi malheureusement qu'aucune des causes invoquées ne peut s'appuyer sur des données bien certaines puisque l'anatomie pathologique n'a jamais été faite, et que, s'il en existe d'autres que celles que peuvent faire présumer l'anatomie normale et les déductions théoriques qu'on en peut tirer, ces causes doivent à peu près nous échapper tout entières.

Voyons donc cependant comment les auteurs ont essayé d'expliquer cet accident et ce que l'on doit croire de leurs explications. On peut les ranger toutes sous quatre chefs :

1° Causes provenant de la mère :

a. Troubles des forces expulsives.

b. Conformations vicieuses du bassin.

c. Disposition physique du périnée en général et de la vulve en particulier.

2° Causes provenant de l'enfant :

d. Rapports de la partie fœtale avec le bassin.

1° Causes provenant de la mère :

a. *Troubles des forces expulsives.*

Les forces expulsives ne peuvent être troublées que de deux façons; elles peuvent être diminuées ou augmentées. La diminution amène des lésions d'une tout autre espèce et je ne crois pas qu'elle puisse avoir une action quelconque sur cet accident. L'augmentation au contraire est notée par beaucoup d'observateurs, et du reste, l'on comprend davantage qu'elle puisse exercer une influence sérieuse.

Nous verrons en parlant du périnée que celui-ci doit forcément se distendre un peu pour permettre à l'accouchement de se faire, et il ne se distendra que si la partie fœtale exerce sur lui une pression continue, faible, mais prolongée; or, si l'on suppose que les contractions utérines se fassent sentir tout d'un coup et avec énergie, si la partie fœtale arrive brusquement sur le plancher périnéal sans que celui-ci ait eu le temps de se préparer à cette distension, les tissus, forcés de céder sans sollicitation préalable, se rompront très-probablement.

Maintenant, quelles peuvent être les causes de cette augmentation dans les contractions? Il est difficile de s'en rendre compte et d'ailleurs ce fait touche à un tout autre ordre d'étude. Je ne puis cependant m'empêcher de signaler un agent dont les effets peuvent être nuisibles ici comme sous d'autres rapports; je veux parler de l'administration du *seigle ergoté.* Cette médication dont souvent on abuse, parce qu'elle est trop facilement à la portée de tout le monde, peut, dans des cas de dystocie vulvaire, être administrée d'une manière intempestive, et agir en sens tout à fait opposé à celui qu'on attend d'elle. (*Augé*, Obs. XXXIX). Si tout s'est passé régulièrement jusqu'au moment de l'expulsion, si la tête, en bonne position, se présente à une vulve trop étroite, ou mal placée, si enfin à ce moment l'accouchement, retardé par ce dernier obstacle, est sollicité par le moyen dont je parle, il est bien évident que la tête, après avoir lutté sans résultat contre la rigidité de cet orifice, et poussée continuellement par de nouvelles contractions, s'accumulant pour ainsi dire, n'aura plus qu'un chemin à suivre ; au lieu de se porter en avant vers l'arcade pubienne elle glissera derrière la fourchette, en déprimant fortement le périnée. Là, comme je le ferai voir plus loin (à propos de la dilatation du périnée), elle se trouve dans les meilleures conditions pour traverser cette partie, et c'est en vain que l'accoucheur essayerait de lutter contre les désordres qui vont se produire.

b. *Conformations vicieuses du bassin.*

Il faut de suite éliminer tous les vices de conformation qui ont pour conséquence de rétrécir d'une façon exagérée le détroit supérieur du bassin et qui peuvent empêcher la descente de la tête dans l'excavation. Aussi je ne sais trop pourquoi, dans l'examen des causes de la rupture centrale du périnée, certains auteurs, avec *Moreau*, regardent comme cause prédisposante de cet accident la saillie trop grande de l'angle sacro-vertébral. Je crois que ces auteurs n'ont pas suffisamment réfléchi à la proposition qu'ils avançaient.

Il peut arriver que la courbure du sacrum soit exagérée, et dans ce cas, l'angle sacro-vertébral *semble* plus proéminent que de coutume, et il l'est en effet d'une façon relative, mais le détroit supérieur n'est pas pour cela changé.

Dans la supposition que je viens de faire (car malheureusement on ne peut donner ici que des explications basées sur des hypothèses) le fœtus pourrait en effet, surtout s'il est petit, se trouver, si l'on peut dire, trop à l'aise dans l'excavation et avoir plus de tendance, à chaque contraction de l'utérus, à s'enfoncer en arrière et à s'éloigner ainsi de l'orifice naturel. Un fait de rupture centrale s'est produit en effet, il y a quelques années, à la Clinique, chez une femme accouchant prématurément d'un enfant petit.

D'après *Duparcque*, lorsque la tête est petite, l'enfant passe au travers du bassin sans toucher aux parois.

Le peu de solidité de l'articulation sacro-coccygienne est pour *Velpeau* une cause du même ordre ; on peut admettre en effet qu'elle doive agir de même en donnant à la cavité intra-pelvienne une trop grande amplitude en arrière.

La conformation contraire, le défaut de courbure du sacrum, est également regardé par Velpeau comme une cause prédisposante de la perforation. Cette raison pourrait en effet empêcher le troisième temps ou temps de rotation de la tête de se produire et je me rangerais plus volontiers à cette opinion qu'à la précédente. Velpeau se trouve être seul à signaler cette cause, les autres observateurs s'étant simplement attachés à admettre la première disposition, condition que je regarde comme peu probable.

Voici une autre prédisposition que tous les auteurs décrivent d'un commun accord : je veux parler de *l'allongement de la symphyse pubienne* ou *du resserrement de l'arcade.* J'en ajouterai une troisième dont on pourrait encore supposer l'existence : *l'obliquité en arrière de la branche ischio-pubienne.*

Dans le cas d'*allongement* de la symphyse, la tête sera obligée de descendre très-bas pour exécuter ses mouvements de rotation et de dégagement, et elle ne pourra les faire qu'au détriment du périnée qu'elle distendra d'une façon exagérée.

Dans celui de *resserrement de l'arcade*, la tête, dans l'impossibilité de se dégager au niveau de la vulve, sera poussée directement en bas et exposera le périnée au même danger.

Dans le cas d'*obliquité* de la branche ischio-pubienne, nous retombons dans l'inconvénient signalé pour le défaut de courbure du sacrum; la tête, comprise dans une excavation trop étroite, ne pourra pas exécuter son mouvement de rotation et l'occiput sera ainsi porté directement en bas.

Moreau assigne encore comme causes prédisposantes à la perforation une *exostose du bassin,* sans indiquer quel est le siége qu'elle devrait occuper pour être dangereuse; et le *bourrelet de la saillie uréthrale* empêchant la tête de rouler sous l'arcade.

Quoique je n'aie qu'une foi médiocre dans la réalité de ces causes, où l'imagination a plus de part que l'observation directe, je dois cependant, à ce propos, rappeler une disposition naturelle que j'ai rencontrée une fois dans une autopsie à l'hôpital des Cliniques, disposition qu'on n'avait pas soupçonnée pendant la vie et qui pourrait bien, en s'exagérant, devenir une cause de dystocie, au même titre que l'exostose de *Moreau*. Nous trouvâmes la face postérieure de la symphyse des pubis tellement saillante que tout d'abord nous crûmes à une véritable exostose ; ce n'était pourtant qu'une tumeur formée par le bord postérieur du cartilage interpubien et des facettes articulaires des pubis faisant saillie d'une façon exagérée.

On voit quelquefois dans un accouchement laborieux les parois du vagin se boursoufler et les grandes lèvres se tuméfier de façon à devenir un obstacle sérieux à l'accouchement. Cette particularité, qui n'est pas très-rare, a plus de valeur que les deux causes précédentes.

Je ne crois pas, comme *Moreau*, que la grande obliquité de l'utérus en avant puisse avoir une influence quelconque sur la direction que prendra l'enfant. Le fœtus, dès qu'il sort de la matrice, est bien forcé de se mouler, pour ainsi dire, sur les parties solides qu'il rencontre et il se redressera bientôt, en admettant que la première impulsion donnée par l'utérus ait été mauvaise.

c. *Disposition physique du périnée en général et de la vulve en particulier.*

D'après *Jacquemier*, pendant le travail, le périnée

est converti en gouttière prolongeant le canal pelvien, ou plutôt en canal membraneux très-long en arrière, court en avant, terminé par l'ouverture vulvaire. La portion du périnée située derrière l'anus se distend la première, mais modérément, et n'est pas exposée à se rompre ; elle est de 40 à 57 millimètres. La région anale commence à être exposée aux ruptures, l'anus déplissé, légèrement renversé et allongé de manière à laisser voir la partie inférieure de la paroi antérieure du rectum, peut mesurer 27 millimètres. « ... C'est sur l'espace compris entre l'anus et la vulve ou le périnée proprement dit, où se trouve le point le plus culminant de la ligne parabolique décrite par la gouttière périnéale, que la distension est le plus prononcée. Il est porté de 27 à 94 millimètres et a transversalement à la base 16 centimètres. » C'est bien en effet à l'endroit désigné par l'anatomie que se font toujours les ruptures, mais quelles sont les causes inhérentes à la conformation et à la structure même du périnée qui peuvent amener ces ruptures ?

1° Le périnée peut avoir une trop grande longueur ou une trop grande souplesse, et dans ce cas on comprend que pour peu que la vulve mette un temps trop long à se dilater ou qu'une circonstance de quelque nature que ce soit rétrécisse cet orifice, la tête poussée par les contractions utérines viendra s'engager derrière la commissure postérieure de cet orifice. Là, si elle rencontre un périnée trop long ou trop souple, elle parviendra à s'y loger facilement, et chaque contraction en l'éloignant de la vulve fera de plus en plus bomber le périnée. Comme celui-ci ne peut s'allonger qu'aux dépens de son épaisseur, il suffira souvent d'un petit nombre de contractions successives ou d'un effort violent pour le rompre.

2° *Le périnée peut au contraire être trop court ou trop résistant.*

Dans ce cas, la disposition, quoique tout à fait contraire à la précédente, doit amener le même résultat.

La tête en effet, pour parvenir à la vulve, est obligée de se dégager sous l'arcade pubienne, et ce mouvement ne peut s'opérer qu'en vertu d'une certaine élasticité dans le périnée, qui lui permette de s'avancer. Si cette condition n'est pas remplie, la tête, dans l'impossibilité absolue d'exécuter son mouvement de dégagement, portera tous ses efforts sur le périnée qui se rompra dans son centre. C'est la disposition que l'on rencontre souvent chez les primipares dont tous les tissus sont très-résistants.

Maintenant, quoique je n'en aie rencontré aucun exemple, on comprend qu'une affection des parties constitutives du périnée pourrait devenir une cause prédisposante d'une grande valeur, même en dehors de toute autre raison déterminante. Si en effet les muscles du périnée étaient atteints de dégénérescence graisseuse par exemple, ou, si même, simplement atrophiés ou paralysés, ils ne pouvaient opposer aucune résistance sérieuse à l'effort de la tête, il pourrait bien se faire que l'accident se produisît.

Certains auteurs ont essayé d'approfondir davantage le mode de formation de la rupture centrale, et se sont demandé par où commençait la déchirure, les uns prétendant que la peau cédait la première, et les autres qu'il se produisait d'abord une éraillure de la muqueuse. Cette question d'importance très-secondaire me semble difficile à juger, vu l'amincissement des parties, et, en même temps, l'impossibilité où se trouve l'accoucheur de vérifier l'état de la muqueuse quand l'enfant remplit l'excavation. Cependant je dois dire que je crois les deux modes de formation possible. Je pense qu'en général la muqueuse cède la première; cependant il n'est pas douteux que dans certains cas qui ne sont pas compris dans le cadre que je me suis tracé, mais qu'on peut cependant y rattacher, on voit quelquefois la peau du périnée *s'érailler* simplement, sans pourtant amener de plus graves désordres. Il suffit pour cela que le périnée soit un peu court et un peu tendu. On peut du reste comprendre facilement comment les choses doivent se passer. Le périnée, envisagé d'une façon très-générale, se compose surtout de deux couches, la muqueuse et la peau. La peau, partie enveloppante, dans un cas de pression forcée venant de l'intérieur, doit se tendre beaucoup plus que la muqueuse qui la double, et s'érailler souvent avant que la muqueuse ait été encore atteinte. Si la sortie de l'enfant s'effectue à ce moment, par la vulve suffisamment dilatée, la lésion ne s'étendra pas plus loin, mais, si l'orifice naturel continue à opposer une résistance invincible, la muqueuse cédera à son tour et la rupture centrale sera produite. Je crois qu'il en est ainsi quelquefois, sans pouvoir toutefois l'assurer, aucun observateur n'ayant pris soin d'indiquer d'une façon précise ce qu'il avait été à même de voir.

J'avais d'abord eu l'intention de rechercher les rapports qui peuvent exister entre les positions de la tête et la forme de la plaie, mais cette même sobriété de détails que l'on rencontre partout m'a contraint d'abandonner cette idée.

Me voici maintenant arrivé à une cause sur laquelle je veux m'étendre un peu plus longuement, bien convaincu que, de toutes celles que j'ai énoncées jusqu'à présent, elle est de beaucoup la plus importante, pour ne pas dire la *seule* : je veux parler des obstacles que la vulve peut mettre à l'accouchement naturel.

Que voyons-nous, en effet, dans tous les auteurs un peu soucieux de leurs observations? Presque tous ont noté une grande rigidité naturelle de l'anneau vulvaire ou un obstacle physiologique, la persistance de l'hymen (*Bianchi*, Obs. III) ou un dépôt pathologique (*Champenois*, Obs. XII; *Trinchinetti*, Obs. XVI), ou bien encore une position très-élevée de la vulve ; et toutes les causes que je viens d'exposer me paraissent avoir une bien faible valeur auprès de celle-là. Prenons, par exemple, les dernières, qui sont relatives au périnée. Si la vulve était susceptible de se dilater plus facilement, la tête n'aurait-elle pas plus de tendance à s'y engager en suivant le chemin parabolique qui l'y conduit naturellement, qu'à se frayer une route au travers des tissus? Regardons, en effet, ce qui se passe généralement. Ce sont les primipares qui sont le plus sujettes à cette lésion. La vulve, chez ces femmes, est très-étroite et très-rigide ; les tissus qui l'entourent présentent également une grande solidité. Cependant, si l'anneau vulvaire reste trop longtemps sans se dilater, la tête trouve encore plus de facilité à rompre le second obstacle. Dans un second accouchement, pour une raison que j'exposerai plus loin à l'article *symptômes*, le périnée est devenu plus solide et la vulve s'est assouplie par l'habitude du coït. Aussi, dans ce cas, l'enfant prend-il naturellement la voie habituelle.

Dans les cas pathologiques, la cause me paraît évidente. *Champenois* nous fournit, en effet, deux observations où l'obstacle n'existait absolument qu'à la vulve. Dans un cas, c'est une suite de brûlure, dans l'autre une tumeur indéterminée qui, en changeant la constitution des tissus, avait amené une rigidité anormale absolue. Aussi cet observateur l'avait-il si bien compris, que la seconde fois il n'attendit pas l'issue de l'événement et prévint l'accident en sectionnant la tumeur.

Lorsque la vulve est simplement située trop haut, on comprend facilement ce qui doit se passer. Lorsque la tête veut opérer son mouvement de dégagement sous l'arcade, elle se trouve en rapport avec la commissure postérieure de la vulve et est entraînée en arrière vers le périnée.

C'est maintenant le moment de parler de deux observations qui me paraissent très-concluantes. L'une est due à *Harvey* (Obs. II). Dans ce fait, tout se passe comme si, convaincu de la vérité que je viens d'énoncer, l'on avait voulu expérimenter sur un animal. Voici une jument dont on boucle la vulve pour empêcher la saillie. Cette précaution, prise trop tard, n'empêcha pas la jument, fécondée auparavant, de conduire son produit jusqu'au terme. Au moment de l'accouchement, que se passe-t-il ? Le poulain, parvenu à l'extrémité du canal vaginal, trouve la vulve fermée, et tout naturellement il passe à côté en rompant le périnée. Il n'est pas pro-

bable que cette bête ait eu quelque vice de conformation, *Harvey* lui-même prend soin de nous dire qu'elle
était *formosa*, et c'est même à cause de sa beauté qu'on
avait voulu lui éviter les dangers de la parturition. Il
est donc difficile de trouver à cet accouchement insolite
une autre raison que celle qu'il énonce, à savoir la résistance de l'orifice vulvaire.

L'observation de *Biaute* (Obs. XXXVI) est, à cet égard,
plus probante encore. « La tête, dit ce médecin, faisait
saillie entre les lèvres de la vulve. » Par conséquent,
il n'est pas besoin de chercher une autre cause de dystocie, d'autant plus que *Biaute* ajoute : « Je fus frappé
de l'étroitesse de cette ouverture, de sa position élevée,
de sa direction en avant. » Devant cet obstacle infran-
chissable où, comme on le voit, la vulve seule, par une
disposition particulière, formait l'unique empêchement
à l'expulsion du fœtus, il se fit une version spontanée,
et l'enfant, déchirant le périnée, sortit en dégageant les
bras, la poitrine, les membres inférieurs, et enfin la tête
qui, pendant toute cette évolution, resta sans doute à la
vulve qui ne céda pas malgré tous les efforts que dut lui
faire supporter l'enfant pendant son mouvement de version.

Cependant, il peut se présenter des cas, et nous en
avons des exemples, où l'enfant passe à travers la vulve
tout en déchirant le périnée. Je crois qu'on peut expliquer de la manière suivante ce fait qui vient en apparence contredire mes précédentes conclusions. Pendant
le temps que la tête reste à la vulve, l'enfant, sollicité
par les contractions de plus en plus fortes de l'utérus,
presse avec une égale énergie et sur le périnée et sur

l'anneau vulvaire ; il est donc permis de supposer que, au moment où le périnée éclate, la vulve finit par se dilater aussi, un peu trop tard, il est vrai, pour éviter la rupture, mais encore assez tôt pour permettre à l'enfant d'être extrait par les voies naturelles.

Je veux donc conclure, en faisant toutes les réserves possibles à l'égard de l'avenir, que dans l'état actuel de la science, aucune cause certaine ne peut être assignée à la rupture centrale du périnée, si ce n'est un empêchement à l'expulsion du fœtus ayant son siége à la vulve. Il est possible que d'autres causes interviennent, mais il n'en existe aucune preuve ; et je n'admets pas, en principe, les raisons théoriques, n'acceptant que celles qui sont basées sur des faits. Or, aucun auteur n'est en état de prouver qu'une cause dépendante du squelette, des parties molles intra-pelviennes ou du fœtus, ait pu changer la marche tracée par la nature. Si j'admets pour un instant qu'une de ces causes puisse exister comme cause prédisposante, je crois pouvoir affirmer qu'elle devra toujours être subordonnée à la seule cause déterminante que je reconnaisse : à savoir *un obstacle quelconque situé à la vulve.*

Tandis qu'au contraire le phénomène s'explique sans difficulté, et il n'est pas besoin d'admettre aucune autre raison, pour que l'accident se produise dans le cas d'une cause unique : *un obstacle à la vulve.*

2⁰ CAUSES VENANT DE L'ENFANT.

d. Rapports de la partie fœtale avec le bassin.

Ici l'embarras devient très-grand si l'on veut expliquer cette déchirure par la présentation de telle ou telle partie ou par les variétés de positions du sommet. Les auteurs, qui n'ont cherché que des raisons purement théoriques, enseignent que les positions postérieures du crâne sont des causes prédisposantes d'une grande valeur. Cependant, si l'on veut s'en tenir à l'observation des faits, cette opinion n'est pas justifiée, et si ces auteurs avaient pris la peine de préciser ces positions, le champ des suppositions serait moins vaste. Ce renseignement n'est donné que huit fois dans toutes les observations qui précèdent. Ce sont toutes des présentations du sommet, et cinq fois la tête est en première position. De plus, je crois qu'il est bien permis de supposer que dans bien des cas où les observateurs ont négligé de nous faire connaître cette donnée, c'est que tout s'était passé de la façon la plus commune, c'est-à-dire en première position. Ce qui me fait dire cela surtout, c'est que je m'en rapporte plus volontiers aux observations les plus récentes, qui sont de beaucoup les plus complètes et les mieux faites ; or, dans ces observations, la première position du sommet est la règle.

Ce n'est donc pas là, je crois, qu'il faut rechercher la cause de la rupture centrale.

On trouve encore çà et là, comme raisons étiologiques, des causes assez étrangères à l'anatomie et à la physiologie. *Coutouly* (Obs. VIII) semble mettre l'accident sur le compte d'une toux violente qui fatiguait la malade au moment de son accouchement. *Nedey* (Obs. VI) accuse la position qu'avait prise la femme pendant le travail.

Je ne nie pas que ces causes secondaires puissent avoir eu une influence quelconque sur le travail ; mais j'ai peine à croire que de si petites causes, si elles eussent existé seules, aient eu d'aussi grands effets.

Je conclus donc, comme je l'ai déjà fait, que sans un obstacle quelconque à la vulve l'accouchement par le périnée ne me paraît pas possible, et c'est même pour cela que nous trouvons si souvent comme cause prédisposante la *primiparité*.

SYMPTOMES ET DIAGNOSTIC.

Comme on a pu le voir à propos de la pathogénie de l'accident dont je m'occupe, deux cas peuvent se présenter : l'enfant a suivi la voie naturelle, ou bien il a passé par le périnée. Dans le premier cas, les parties génitales de la femme offrent l'aspect que l'on remarque chez toutes les femmes qui viennent d'accoucher; dans le second cas au contraire, qui est de beaucoup le plus fréquent, puisque sur quarante observations nous le voyons signalé trente fois, on est frappé à première vue de l'aspect de la vulve, qui est celui d'une femme qui n'a pas accouché. Les lèvres ne sont point contuses, l'auneau n'est point distendu, aucun liquide ne s'échappe par cet orifice, la fourchette est intacte ; cependant dans deux cas, les observateurs ont signalé une éraillure de cette partie témoignant de l'énorme distension qu'elle a dû subir ; mais dans le cas d'accouchement, normal l'éraillure, le plus souvent convertie en une véritable petite déchirure, se trouve située *toujours* à la partie supérieure de la commissure dans la fosse naviculaire.

Si donc on peut examiner la femme peu de temps après son accouchement, alors que l'examen de la vulve peut encore fournir ces indications, le diagnostic du chemin suivi par l'enfant peut être fait.

Si au contraire un temps suffisamment long s'est écoulé, pour que les parties externes aient repris leur apparence habituelle, je ne crois pas la distinction possible; il faut alors s'en rapporter aux assertions des personnes qui ont vu l'accident se produire, et l'on conçoit facilement que beaucoup d'auteurs anciens aient hésité un certain temps avant d'admettre la possibilité de ces faits.

Mais dans les deux cas, le périnée est tellement revenu sur lui-même qu'on a peine à comprendre comment il a pu donner passage à un corps aussi volumineux qu'une tête fœtale.

On voit une plaie plus ou moins étendue dont nous ne pouvons guère préciser les dimensions habituelles, les auteurs ayant presque toujours négligé de donner cette indication. Dans le fait qui nous est personnel, elle était longue de 6 centimètres sur 3 centimètres de large. Cette plaie peut affecter diverses formes que nous rapporterons cependant à trois types principaux : Tantôt la déchirure est rectiligne et suit la ligne du raphé ou ne s'en écarte que très-peu, tantôt, et c'est de beaucoup le cas le plus fréquent, cette ligne droite se bifurque un peu en avant du sphincter anal, et les deux branches qui en résultent vont entourer le rectum, en formant un Y ; tantôt enfin la ligne du raphé est coupée en son milieu par une seconde ligne perpendiculaire à la première, et forme alors une plaie cruciale. En résumé on peut dire que l'on a toujours une plaie rectiligne dans le sens du raphé (Obs. I) et que, suivant certaines circonstances qu'il est difficile d'apprécier, cette déchirure insuffisante dans le grand nombre des cas est obligée de se compléter, soit en se bifurquant (*Coutouly*, Obs. VII; *Vallet*, Obs. XXXIV; *Dudon*, Obs. XXXVII), soit en déterminant une seconde rupture perpendiculaire à la première (*Master*, Obs. XXIX). Assez rarement on voit la bifurcation se faire en avant de chaque côté de la commissure de la vulve (*Evrat*, Obs. XIV), et plus rarement encore, le périnée éclate en son centre sans forme bien déterminée (Déchirure en étoile, *Biaute*, Obs. XXXVI).

Les bords de la plaie ne sont jamais réguliers, et ils présentent souvent un aspect déchiqueté, *frangé* comme on dit.

Lorsqu'on introduit un doigt par le vagin ou par la plaie, on reconnaît toujours une communication entre ces deux orifices, et au premier abord, tout semble indiquer que l'enfant, après s'être frayé un passage au travers des tissus, a dû nécessairement s'échapper par le chemin qu'il avait lui-même tracé; mais n'avons-nous pas vu dans le cas de *Dupuy* par exemple (Obs. XXIII), un pied passer par le périnée et la tête se dégager cependant par la vulve?

Comment se fait la délivrance dans les deux cas? Le placenta prend naturellement le chemin suivi par le fœtus; aussi lorsque l'accoucheur arrive assez à temps pour voir le cordon pendu par l'un des deux orifices, ce signe, à défaut d'autre, serait suffisant pour préciser la voie qu'a suivie l'enfant.

Outre ces désordres locaux, les symptômes généraux sont ceux que l'on peut voir chez toutes les femmes en couches, et nous ne les suivrons pas dans les autres phases de l'état puerpéral. Qu'il nous suffise de dire

que la cicatrisation est généralement obtenue au bout
de cinq à six semaines. Il y a peu de particularités à
noter sur la manière dont se fait cette cicatrisation ;
du reste, le silence des auteurs à cet égard montre que
tout se passe ici comme dans une plaie ordinaire. Les
bourgeons charnus marchent des extrémités vers le
centre qui reste un peu plus longtemps en communica
tion avec le vagin, et la plaie figure alors une sorte
d'infundibulum. Cependant il est bon de remarquer
que, lorsqu'il existe une fistule, c'est ordinairement à
l'une des extrémités de la plaie qu'on la rencontre ;
mais il est vrai de dire que ces fistules sont presque
toujours la suite d'une complication telle que la gangrène d'un des deux ponts charnus, et par conséquent
on ne peut pas conclure de ces cas particuliers à la
marche générale de la cicatrisation. Cette question
d'ailleurs est d'un intérêt secondaire et ne mérite pas
qu'on s'y arrête plus longtemps.

COMPLICATIONS ET PRONOSTIC.

Le pronostic de cet accident, quelque étonnant que
cela paraisse, est des plus favorables, puisque sur tous
les faits relatés dans ce travail nous ne voyons qu'une
terminaison funeste ; malheureusement *Trinchinetti* qui
nous a laissé cette observation, n'indique pas à quel
genre de mort sa malade a succombé.

Certaines complications viennent cependant quelquefois troubler la marche du travail réparateur et diminuer
d'autant les chances de guérison.

Je ne trouve cité qu'une seule fois une violente
hémorrhagie, se faisant par la plaie et par le vagin
(*Master*, Obs. XXIX). L'origine de cette hémorrhagie
n'est malheureusement pas indiquée, et il est très-
probable qu'elle provenait des vaisseaux utérins ;
quant à une hémorrhagie ayant son siége dans la plaie
elle-même, nous ne l'avons pas notée une seule fois.
Il était du reste facile de prévoir la rareté de cette complication par l'étude anatomique de la région. Les ar-
tères principales, les *honteuses internes*, occupent en effet
dans le bassin une position tout à fait excentrique et,
sauf quelques rameaux de cette artère qui viennent
s'anastomoser sur la ligne médiane, les autres se dirigent
soit en avant vers la vulve, soit en arrière du rectum.

Quant au réseau veineux, on sait combien il est peu abondant chez les jeunes sujets et chez la femme en particulier, et nous avons affaire la plupart du temps à de très-jeunes femmes de 20 à 25 ans. On sait de plus que les plaies par déchirure ont ce caractère remarquable de ne donner jamais lieu à des hémorrhagies sérieuses, et ici en particulier, au moment de la rupture les tissus sont énormément distendus et le changement de forme qui résulte de la pression exagérée qu'ils supportent, contribue à l'oblitération des vaisseaux.

Autour de la plaie le plancher périnéal supporte donc une forte pression, aussi toutes ces parties sont-elles plus ou moins contuses. D'un autre côté, comme je l'ai déjà fait voir, les bords presque toujours frangés et taillés souvent à angles aigus ont-ils de la tendance à se gangréner facilement. C'est en effet une complication qui se présente souvent. La réunion immédiate par première intention, qui cependant se fait dans le plus grand nombre des cas, peut trouver là un empêchement sérieux; aussi voit-on quelquefois, après l'application de points de suture, les fils tomber par les progrès de la mortification des tissus. Le pont charnu formé en avant par la commissure de la vulve, peut aussi se sphacéler (*Douglas*, Obs. XXIV) et se rompre en formant une énorme plaie béante s'étendant en arrière jusqu'à l'anus (*Gravis* et *Lebrun*, Obs. XXXII). On a vu aussi le même accident se produire après suture du côté du sphincter anal.

Il n'est même pas besoin que les tissus se sphacèlent pour que ces désordres se produisent. L'*inflammation* simple des tissus périnéaux peut, lorsqu'elle devient

assez intense, amener de semblables accidents ; et l'on
voit la commissure de la vulve se rompre sous l'influence
de la suppuration (*Coster*, Obs. XXX). La fourchette est
quelquefois éraillée superficiellement ainsi que le sphincter de l'anus, mais sans qu'il en résulte aucun accident
fâcheux.

La complication que l'on doit redouter le plus, c'est
la persistance d'une *fistule* périnéale. Nous en trouvons
quelques exemples. Madame *Lachapelle* dans sa troisième observation parle d'une fistule qui persista, mais
elle ne dit pas pendant combien de temps. *Master*
(Obs. XXIX) rapporte un autre fait dans lequel une fistule vagino-périnéale ne se ferma qu'au bout de trois
ans à l'occasion d'un second accouchement. *Vallet*
(Obs. XXXIV) nous en montre une complétement obli-
térée en deux mois.

En somme on voit que cet accident, sérieux sans
doute, est fort rare, et qu'il ne faudrait pas en exagérer
la gravité puisque le plus souvent il guérit très-vite et
en tous cas se guérit toujours dans un laps de temps re-
lativement assez court. Lorsque les lochies sont très-
abondantes et que les bords de la plaie s'enflamment,
la fistule vagino-périnéale est donc à craindre, mais,
comme nous le voyons dans le plus grand nombre des
observations, les choses se passent habituellement beaucoup mieux et les lèvres de la plaie se réunissent spontanément.

Ce que nous avons vu se produire pour la fourchette
se montre également au sphincter anal. Celui-ci peut en
effet se rompre immédiatement (*Trinchinetti*, Obs. XVI)
ou après l'application de sutures, soit par gangrène, soit

par suppuration, soit même par les efforts de la défécation (*Gravis et Lebrun*, Obs. XXXII). Il peut en résulter une *fistule recto-périnéale* avec tous les inconvénients de l'incontinence des matières stercorales. La guérison peut cependant malgré cela s'effectuer encore assez rapidement. La malade de *Gravis* et *Lebrun* guérit après deux mois de suppuration. Une autre, dit *Champenois* (Obs. XI) conserva une incontinence stercorale, mais il ne s'explique pas davantage et l'on ne sait pas si la guérison fut jamais obtenue.

Je n'ai pas trouvé un seul cas de *fistule recto-vaginale*, accident auquel au premier abord il y avait lieu de s'attendre. D'un côté la rupture du rectum pendant l'accouchement, s'opérant au-dessus du sphincter inférieur, n'est en effet qu'un fait isolé que je n'ai rencontré que deux fois (*Jungmann,* Obs. XXVIII; *Stolz*, Obs. XXXVIII); et ces deux auteurs n'ont pas vu de fistule être la conséquence de cette rupture. D'un autre côté, si l'on réfléchit à la manière dont s'établit la communication entre le rectum et le vagin dans notre cas particulier et dans l'accouchement par la voie naturelle, on voit que le mécanisme en est tout à fait différent. Que se passe-t-il, en effet, dans les cas où l'on a des fistules recto-vaginales? La tête, pour une raison quelconque que je n'ai pas besoin de discuter ici, se trouve arrêtée pendant un temps assez long au détroit inférieur, presse d'une façon continue sur la cloison recto-vaginale et finit par en déterminer la mortification dans une étendue variable. L'escharre se détache et la fistule s'établit par *perte de substance*. Nous voyons au contraire que, lorsqu'il se produit une rupture centrale, on est toujours surpris par la promptitude de l'accouchement qui ne permet pas à la tête de séjourner assez longtemps pour entraver à tout jamais la circulation dans la cloison ; et, s'il y a déchirure, elle est due à une cause purement mécanique *sans perte de substance*. Les lambeaux ont donc de la tendance à se réunir spontanément, et c'est là, je crois, la cause qui rend cette complication inconnue dans ce genre d'accouchement.

Pour être aussi complet que possible, nous devons en outre rapporter deux cas de *chute de l'utérus*, faisant hernie à travers la plaie périnéale (*Thiébault*, Obs. VIII ; *Stolz*, Obs. XXXVIII) ; mais il m'est impossible de classer cet accident parmi les complications de notre cas spécial, et je ne puis le regarder que comme une coïncidence. Rien n'indique en effet que la descente n'aurait pas eu lieu dans le vagin si le col n'avait pas trouvé sur son chemin une solution de continuité par laquelle il s'est engagé d'autant plus volontiers que sa direction le porte naturellement vers la paroi postérieure du vagin.

Malgré tous les accidents que nous venons de passer en revue et qui peuvent compliquer la rupture centrale du périnée, on voit qu'en somme la terminaison est toujours heureuse et qu'après un temps qui, sauf de très-rares exceptions, varie entre deux et huit septénaires, la guérison est assurée.

Maintenant quel pronostic doit-on porter pour l'avenir au point de vue des couches futures ? Là encore ce pronostic est des meilleurs. Tous les auteurs nous montrent les grossesses suivantes se faisant par la voie naturelle et sans accident. Il est bien un cas (*Lachapelle*, Obs. XXII) où l'on peut soupçonner que cet accident eut lieu deux fois de suite, mais l'observation est si sobre de détails que l'on ne peut rien affirmer à cet égard.

Je serais même tenté de croire que, loin d'être une cause prédisposante, la rupture centrale doit au contraire devenir un obstacle à un second accouchement par la même voie. Le périnée, en effet, réuni par ce tissu cicatriciel qui est si dur et que sa nature porte toujours à se resserrer, doit se rétrécir beaucoup; et en même temps qu'il présente une constitution plus solide, il offre aussi un espace beaucoup moins étendu. La vulve elle-même tirée en bas par le tissu inodulaire viendra de son côté se présenter plus facilement à la partie fœtale, et tout concourra donc ainsi à éloigner les chances d'un accident nouveau.

TRAITEMENT.

Le traitement comprend deux phases bien distinctes :
Quelle conduite doit tenir l'accoucheur lorsque tout peut
lui faire craindre une rupture centrale du périnée, et
quels sont ensuite les moyens qu'il doit mettre en action
lorsque l'accident s'est produit? Pour répondre à la
première question je dois de suite déclarer que je ne
crois guère à l'efficacité d'aucun moyen prophylactique;
cependant il est bon d'examiner ceux qui ont été pro-
posés. Tous les auteurs du reste se sont à peu de chose
près copiés et nous trouvons dans *Duparcque*, le plus
complet de tous, le résumé de toutes les opinions. Malheureusement tous ces moyens ne sont guère que théoriques, et il ne pouvait en être autrement, lorsqu'il
s'agit d'une lésion que rien à l'avance ne peut faire prévoir et qui survient pour ainsi dire à l'improviste.

Voici comment *Duparcque* (*Traité des Maladies de
l'Utérus, etc.*) comprend le traitement préventif :

« Il faut, dit-il, 1° *corriger la progression vicieuse de
l'enfant et le diriger en avant; 2° donner au périnée une
distension nécessaire et cependant empêcher qu'elle ne soit
trop grande; 3° écarter ou détruire les obstacles de la vulve.* »

Sans doute cet auteur résume bien là en trois para-
graphes les indications à suivre; mais comment les mettre en pratique; comment, par exemple, distendre suffisamment et pas trop le périnée? Voilà ce qu'il néglige
de nous dire.

Il veut que l'on fasse coucher la femme sur le dos, redoutant beaucoup les positions vicieuses au moment du travail; mais il me semble que c'est là la manière dont les femmes accouchent généralement, du moins en France, et je n'ai pas vu qu'en Angleterre où la pudeur exige le décubitus latéral les ruptures centrales soient plus fréquentes que chez nous.

Il recommande de « redresser le fond de l'utérus, et, si l'enfant est petit, de pousser sur le coccyx ou d'utiliser le levier de *Roonhuysen*. » Malheureusement le redressement de la matrice n'est pas bien facile et nous ne possédons pas de moyen de reconnaître à l'avance la grosseur de l'enfant. Et d'ailleurs, comme je ne cesserai de le répéter, en admettant que tous ces moyens soient bons, lorsque l'on peut prévoir l'accident qui va se produire, il est déjà trop tard : le périnée extraordinairement bombé coiffe la tête d'une façon telle, et la vulve est portée si haut qu'il me paraît impossible de rétablir les parties dans leurs rapports normaux.

Beaucoup de médecins ont préconisé l'emploi du forceps soit pour retarder la marche de l'accouchement, soit même pour aller à la recherche de la tête dévoyée et en faire l'extraction. La vulve est tellement tendue, et la tête engagée si profondément au-dessous de la fourchette que l'application du forceps me semble devoir amener des désordres tout aussi graves que quand on laisse aller les choses : du reste dans le seul cas où j'ai trouvé qu'on ait employé ce moyen (*Jungmann*, Obs. XXVIII), la fourchette se rompit complétement avant même l'introduction de la seconde branche.

On a conseillé aussi d'inciser la fourchette quand il

en est temps encore et *Champenois* (Obs. XII), instruit par l'expérience, pratiqua dans un cas qui lui semblait devoir se terminer de la même manière, un débridement de deux pouces sur le raphé ; il se félicite hautement de son opération et ajoute même que « en pareil cas trop de timidité serait blâmable puisque elle exposerait la femme aux dangers d'une déchirure dont on ne peut calculer l'étendue, accident d'autant plus funeste qu'il est presque toujours irrémédiable et que ne peut produire l'incision. »

C'était une femme ayant à la fourchette une cicatrice suite de brûlure. La malade guérit en quinze jours. Il ne faudrait pas se baser sur ce cas isolé pour en faire une règle de conduite. Si l'on voulait inciser toutes les vulves étroites, qui semblent ne jamais devoir céder, on se trouverait bientôt conduit à pratiquer cette opération chez presque toutes les primipares. Pour peu qu'on ait vu un certain nombre d'accouchements, on sait combien l'anneau vulvaire est susceptible de se dilater alors même que son excessive étroitesse semble ne devoir jamais permettre le passage d'un corps aussi volumineux qu'une tête fœtale.

Il n'y a qu'un cas où je crois *l'incision* non-seulement utile mais encore expressément indiquée, c'est lorsque la vulve est le siége d'une cicatrice, d'une tumeur, d'une bride quelconque qui s'oppose formellement à la dilatation, et dans ce cas particulier je ne saurais trop louer la pratique de *Champenois*.

Gracherius (Obs. III) vit la rupture centrale se produire chez une femme dont l'hymen avait persisté. Quoiqu'il soit assez difficile de croire que cette membrane ait opposé une résistance plus grande que les tissus du périnée, le fait est cependant possible et il est bien évident que dans ce cas l'incision de l'hymen doit être faite.

Comme on le voit, le médecin se trouve très-désarmé devant une semblable lésion et on ne saurait donc formuler aucun traitement absolu. C'est à l'accoucheur à apprécier lui-même les indications diverses qui peuvent se présenter au moment de l'accident. Cependant je dois ajouter avec *Duparcque* qu'il n'est peut-être pas inutile, comme le fait cet auteur pour tout accouchement, de préparer les tissus par des onctions émollientes et muçilagineuses sur le périnée et sur la vulve et par des injections ou des fumigations de même nature dans le vagin.

Pour terminer tout ce qui a rapport à la prophylaxie de cet accident, je dois parler d'une remarque que M. *Blot* crut devoir faire à la Société de chirurgie, au sujet de la communication du professeur *Depaul*.

Appréciant un peu trop théoriquement, à mon avis, la conduite suivie généralement par les accoucheurs en pareil cas, M. *Blot* croit que l'on pourrait éviter la rupture si l'on soutenait solidement le périnée. Il suffit de lire la plupart des observations qui précèdent pour se convaincre de l'insuffisance de ce moyen. Beaucoup d'auteurs, en effet, s'attachent à nous dire que, malgré tous leurs efforts et tout le soin qu'ils ont mis à soutenir le périnée, cette partie leur *éclata* dans la main et que toute intervention fut inutile (*Merriman*, Obs. XXV; *Velpeau*, Obs. XXX; *Dupuytren*, Obs. XXXV; *Biaute*, Obs. XXXVI; *Dudon*, Obs. XXXVII, etc.)

Ce moyen n'a donc aucune valeur, et s'il m'était permis de sortir un peu de mon sujet, j'ajouterais que cette manœuvre mise partout en pratique et conseillée dans tous les ouvrages spéciaux comme une des premières précautions à prendre dans tout accouchement, me paraît parfaitement inutile, je dirai même irrationnelle. En effet, de deux choses l'une : ou l'accoucheur presse énergiquement le périnée, et alors son intervention, en mettant obstacle à la distension du périnée est plus nuisible qu'utile, puisqu'il est de règle que cette partie se distend pour permettre à la tête de s'engager sous les pubis; ou bien, au contraire, il le soutient faiblement, et son intervention est nulle. La fourchette se déchire toujours, quoi qu'on fasse, et il suffit d'examiner avec soin les parties externes de la femme après l'accouchement pour se convaincre qu'il y a bien peu d'exceptions à cette règle.

Il me reste maintenant à étudier le traitement à suivre lorsque l'accident s'est produit. Tout d'abord, quand on arrive près de la femme assez à temps pour voir le cordon pendre à travers la plaie, il faut, croyons-nous, suivre l'exemple de la plupart des accoucheurs, ramener le cordon dans la vulve et extraire l'arrière-faix par cette voie, afin de ne pas irriter de nouveau la plaie et d'épargner à la malade de nouvelles souffrances. En général, sauf quelques cas particuliers que j'indiquerai tout à l'heure, le traitement est des plus simples et les auteurs cette fois sont presque tous d'accord sur ce point.

La femme devra être couchée sur le côté, pour que la vulve se trouve située plus bas que la déchirure; les cuisses rapprochées naturellement ou maintenues en contact par des lacs, de façon à empêcher autant que possible la sortie des lochies par la plaie et favoriser sa réunion par première intention. Les soins de propreté les plus minutieux devront être observés. On pourra y joindre des lotions soit chlorurées, soit légèrement excitantes.

Ayant vu la commissure postérieure de la plaie se rompre sous les efforts de la défécation, nous sommes d'avis de condamner la femme à une constipation absolue, comme l'a fait le Dr *Vallet* (Obs. XXXIV). Cet habile chirurgien laissa sans inconvénient sa malade pendant dix-neuf jours sans aller à la garde-robe ; par conséquent diète et traitement opiacé à l'intérieur, cataplasmes laudanisés sur le ventre, etc.

Avec ce traitement simple on obtient généralement la cicatrisation au bout de quelques semaines.

Cependant quelquefois la cicatrisation ne se fait pas, soit qu'il survienne de la gangrène, soit que l'on n'ait pu éviter le passage des lochies par la plaie ; dans ce cas, il faut aviver les bords et poser quelques points de suture. Si, après la chute des fils, il restait quelque pertuis fistuleux, on devrait activer la cicatrisation au moyen de cautérisation avec le nitrate d'argent.

Quelques chirurgiens, *Boyer* (Obs. XI), *A. Dubois* (Obs. XVIII), ont cru devoir, pour faciliter le rapprochement des lèvres de la plaie, sectionner le pont antérieur formé par la fourchette, nous n'avons pas assez de faits pour apprécier cette méthode, et d'ailleurs il ne nous appartient pas de juger ce point de chirurgie pratique.

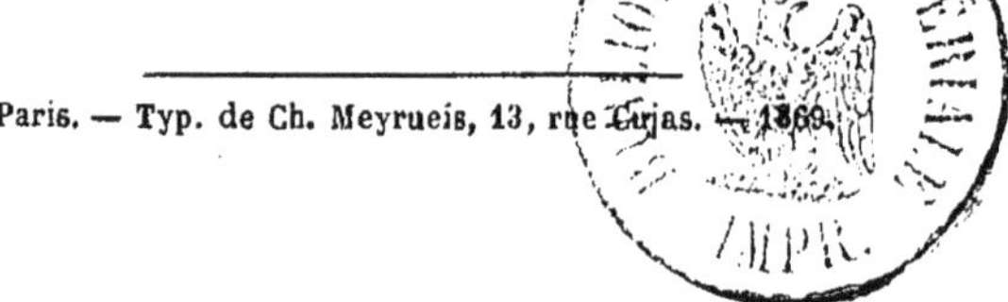

Paris. — Typ. de Ch. Meyrueis, 13, rue Cujas. — 1860.

www.ingramcontent.com/pod-product-compliance
Ingram Content Group UK Ltd.
Pitfield, Milton Keynes, MK11 3LW, UK
UKHW020024100726
13658UKWH00003B/1088